図表で学ぶアルコール依存症

著
長尾 博

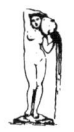

星和書店

Seiwa Shoten Publishers

2-5 Kamitakaido 1-Chome
Suginamiku Tokyo 168-0074, Japan

はじめに

　筆者が多感な中学生時，近所にアルコール依存症の中年男性がいた。当時，酩酊状態で筆者の家にあがりこみ，「勉強しろ，偉くなれ」と叱咤激励し，そのことが恐ろしくもあり，有り難くもあった。筆者の父はその男性をひどく嫌っていたが，筆者は妙に親近感をおぼえた。以後，アルコール依存症と筆者は縁があり，アルコール依存症専門の福岡県の精神神経科の病院と長崎県の病院で今日まで約30年間，アルコール依存症の患者と臨床的に関わってきた。

　本書は，この臨床経験をもとに，アルコール依存症の原因から治療までを図や表およびケースをもとにして，なるべく専門用語を使わないでわかりやすく説いたものである。アルコール依存症に関する解説書や入門書は今日まで多く出版されているが，図や表をもとに視覚的に説いたものは少ないように思われる。また，わかりやすくするために筆者の臨床経験に基づくケース集を巻末にまとめてみた。なお，臨床的基礎を強調するために取りあげた文献についてもアルコール依存症に関する代表的，古典的なものをおもにあげた。

　現在，わが国では，アルコール依存症者は150万人から200万人もいるといわれている。バブル経済がはじけ，不況によるリストラ，中年期の男性の自殺，離婚家族などが増加し，今後，アルコール依存症はますます注目されるであろう。厚生労働省も生活習慣病としてのアルコール依存症の予防，また文部科学省も教師を中心にアルコールの健康に及ぼす悪影響についての教育を強調し始めた。

　一般にアルコールについてのマイナス面にふれた出版物は売れないといわれており，臨床家Sullivanも「アルコールがなかったら複雑な西欧社会も維持することができなかっただろう」と述べている

ようにアルコールのプラス面も見逃せないが，本書が，アルコール依存症の患者，およびその家族の方々，またアルコール依存症の医療に携わる方々，とくに臨床心理士や看護師，ケースワーカーや作業療法士の方々に少しでもお役に立てたら幸いである。

平成 16 年 11 月

長尾　博

目 次

はじめに iii

1章 アルコールの歴史と文化 …………………… 1
1. アルコールの歴史 …………………………… 3
2. アルコールに関する文化差 ………………… 4

2章 アルコール依存症とは …………………… 9
1. アルコール依存症の定義 ………………… 11
2. どのようにしてアルコール依存症になっていくか ‥ 13

3章 アルコール依存症の原因 ………………… 17
1. 遺伝か環境か ……………………………… 19
2. 幼児期の親子関係・家族関係のあり方 ……… 20
3. パーソナリティと精神病理 ………………… 22
4. 社会的側面 ………………………………… 26

4章 アルコール依存症の症状とアルコールの害 ‥ 31
1. アルコール依存症の症状 ………………… 33
2. アルコールの害 …………………………… 34

5章 家族の問題と対応 ………………………… 41
1. アルコール依存症患者の家族の特徴 ……… 43
2. アルコール依存症患者の家族への対応 …… 46

6章　年齢と性差 ··· **49**
1. 年齢別にみたアルコール依存症の特徴 ········· 51
2. 女性のアルコール依存症の特徴 ················· 54

7章　治　　療 ··· **59**
1. アルコール依存症患者の何を変えていくのか ·· 61
2. 初回面接の方法 ····································· 62
3. 各種療法の特徴 ····································· 63
(1) 抗酒剤の服用 ······································· 64
(2) 心理療法について ································· 65
(3) 断酒会と AA ·· 70
4. アルコール依存症に対する
ケアネットワークと対応チャート ············· 74

8章　予後と予防 ··· **79**
1. アルコール依存症の予後 ························· 81
(1) 断酒過程（回復過程）····························· 81
(2) 良い予後と悪い予後 ······························ 83
(3) 断酒のコツはあるか ······························ 86
2. アルコール依存症の予防 ························· 87

アルコール依存症ケース集　············· **91**

ケース❶　酒豪家系に育った A ······························ 93
ケース❷　理想の母親を求めた B ···························· 94

ケース❸	反社会的に生きていくC 95
ケース❹	わがままに育った公務員のD 96
ケース❺	結婚もせず酒が恋人というE 97
ケース❻	オレは男だと虚勢をはるF 98
ケース❼	ホームレス生活を好むG 99
ケース❽	妻に依存しているH 100
ケース❾	青年期の混乱にいたI 101
ケース❿	老年期になって生きがいをなくしたJ 102
ケース⓫	空の巣症候群になったK子 103
ケース⓬	男性的なL子 104
ケース⓭	抗酒剤で断酒するM 105

資　　料 107

索　　引 113
　　事項索引　113
　　人名索引　115

おわりに　117

表一覧

表番号の左側の数字は章を示す。

表番号	タイトル	ページ
表 1-1	アルコールの歴史	3
表 1-2	各国の国民 1 人当たり純アルコール消費量	5
表 2-1	Edwards によるアルコール依存症候群の定義	11
表 2-2	WHO によるアルコール依存症候群の定義	12
表 3-1	自我の強さの程度をとらえる基準	20
表 3-2	青年期アルコール依存症患者の幼児期の親子関係	21
表 3-3	アルコール依存症患者のパーソナリティ特性	23
表 3-4	アルコール依存症患者の防衛機制	24
表 3-5	MMPI でとらえたアルコール依存症患者のパーソナリティ障害	25
表 3-6	アルコール依存症者の職業について	27
表 3-7	アルコール依存症者の学歴について	27
表 3-8	社会的階層別の飲酒動機の順位	27
表 4-1	否認の種類	33
表 4-2	離脱症状群	33
表 4-3	アルコールの害の進行度	35
表 4-4	アルコール依存症者の身体合併症（300 例）	36
表 4-5	おもなアルコールによる脳の病変疾患	37
表 4-6	死亡したアルコール依存症患者の病名と死亡状況	37
表 4-7	退院したアルコール依存症者の依存転帰別の死亡者の割合	38
表 5-1	アルコール依存症の配偶者をもつ夫と妻の行動	44
表 5-2	アルコール依存症を夫にもつ妻のタイプ	45
表 5-3	アルコール依存症の家族の変化	46
表 5-4	アルコール夫婦の治療（変容）過程	47
表 5-5	家族の患者への協力のあり方	47
表 6-1	境界性パーソナリティ障害の診断基準	52
表 6-2	青年期と中年期のアルコール依存症の比較	52
表 6-3	老年期アルコール依存症の特徴	54
表 6-4	女性アルコール依存症の特徴	55
表 6-5	性役割同一性の 4 つのタイプ	57
表 7-1	アルコール依存症患者が変えていくべき点	61
表 7-2	アルコール依存症患者へのインテーク面接内容	63
表 7-3	アルコール依存症の治療法	64
表 7-4	アルコール依存症の心理療法	65

表 7-5	集団心理療法でとりあげるテーマ	66
表 7-6	集団心理療法の利点	66
表 7-7	個人心理療法過程と治療者の態度	67
表 7-8	家族メンバーに示す治療者の助言	68
表 7-9	家族介入の方法	68
表 7-10	行動療法の具体的方法	69
表 7-11	AA の 12 のステップ	71
表 7-12	断酒会と AA の比較	72
表 7-13	図 7-2 の説明	76
表 8-1	断酒するきっかけ	81
表 8-2	断酒期間別にみた「その後の 5 年間断酒維持率」	82
表 8-3	アルコール依存症患者の回復過程	83
表 8-4	断酒できるコツ	86
表 8-5	アルコール依存症の 1 次予防	87
表 8-6	1 次予防と 2 次予防の組織一覧	88
表 8-7	EAP の業務	89

図一覧　　　　　　　　　　　　図番号の左側の数字は章を示す。

図 2-1	飲酒パターンの変化	13
図 2-2	飲酒渇望に関与する諸因子	14
図 2-3	アルコール依存症の形成：自己制御不能な 2 つの悪循環	15
図 3-1	疾病の原因	19
図 3-2	FACES の円環モデル	21
図 3-3	リビドーの固着からみたアルコール依存症患者の病理	25
図 4-1	脳の部位の比較	36
図 5-1	アルコール夫婦の類型と役割構造	45
図 6-1	下位項目尺度別のアルコール依存群と健常群の比較（男性）	53
図 6-2	下位項目尺度別のアルコール依存群と健常群の比較（女性）	53
図 6-3	女性のライフ・サイクルと女性アルコール依存症のタイプ	56
図 7-1	アルコール依存症者のケアのネットワーク	74
図 7-2	アルコール依存症の対応チャート	75
図 8-1	退院後の断酒率の変化	82
図 8-2	アルコール依存症者の回復過程	84
図 8-3	多様化するアルコール依存症者像の変遷	89

1章
アルコールの歴史と文化

1. アルコールの歴史

表1-1 アルコールの歴史

年代	欧米	中国	日本
神話の世界	バッカスの神：ワインをつくる オシリスの神：ビールをつくる		
旧石器時代	宗教的儀式にアルコールを出す。ワインやビールを醸造する		
紀元前2200年頃		・義侠が酒をつくる	
キリスト生誕	・旧約聖書にノアが二日酔いとなることが登場	・強壮剤としての酒 ・『魏志倭人伝』に日本人が酒を好むことが出る	・日本書紀に祭礼時の酒が登場
中世の時代	・生命の水としての酒 ・酩酊を悪とする		・奈良・平安時代，女性を含めた宴会あり ・鎌倉時代以後，男性中心の宴会あり
1750年代	・ジンの時代（イギリス） ・ウィスキーの時代（アメリカ）		
1838年	・Esquirolがアルコールモノマニーを提唱		
1849年	・Hussがアルコホリズムを提唱		
1920～1932年	・禁酒法ができる（アメリカ）		
1935年	・AAが始まる		
1951年	・Jellinekがアルコール嗜癖を提唱		・第2次世界大戦後，飲酒量が増加
1953年			・日本断酒会ができる
1977年	・Edwardsがアルコール依存症を提唱		

アルコールという語は，アラビア語で「エキス」（精）という意味である。アルコールの歴史は人類の歴史でもあり（表1-1），すでにギリシャ神話やエジプトの神話の中にアルコールが登場し，旧石器時代から人類は飲酒していたという。

最初に，アルコール多飲後の「疾病」としての診断名を打ち出したのは，フランスのEsquirolであり，彼は，精神病としての「アルコールモノマニー」（alcohol monomanie）という診断名を定義している。次にスウェーデンのHuss(1852)[2]が，慢性進行性の疾病としての「アルコホリズム」（alcoholism）を提唱し，また，アメリカのJellinek(1960)[3]が，「嗜癖」（addiction）としてのアルコール症を提唱した。さらにEdwards(1977)[1]によって薬物依存概念を基礎におく疾患概念として「アルコール依存症候群」（alcohol dependence syndrome）という名が提唱された。その間，断酒の自助団体であるAA（Alcoholics Anonymous）や日本断酒会が結成されている。

2. アルコールに関する文化差

アルコールには，おもに気分高揚作用と鎮痛作用があり，国によって飲酒量やアルコール依存症者の数が異なる。表1-2は，各国の1人当たりの平均飲酒量の順位を示したものである。

表1-2より，ヨーロッパの人々が多く飲酒する傾向がわかる。フランスは，アルコールは健康によいという固定観念が強く，精神科医でもアルコール依存症を疾病としてみなさない者もいる。イタリアでは，食事時以外で飲酒することは少ない。逆にイギリスでは，自宅で飲酒することは少なく，公衆酒場（pub）での飲酒が多い。また，宗教上，モルモン教では禁酒を原則とし，キリスト教のメソジスト教徒は飲酒の悪影響を自覚しており，ユダヤ教でも多量飲酒は非難される。

表1-2 各国の国民1人当たり純アルコール消費量(1996〜1999年)

(清水, 2003)[4]

(単位:ℓ)

順位	統計信頼度	1996年	1997年	1998年	1999年
1. ルクセンブルグ	**	11.6	11.4	13.3	12.2
2. アイルランド	***	9.9	10.5	11.0	11.6
3. ポルトガル	**	11.6	11.3	11.3	11.0
4. フランス	**	11.2	10.9	10.8	10.7
5. ドイツ	***	10.6	10.8	10.6	10.6
6. チェコ	**	10.3	10.5	10.5	10.5
7. ルーマニア	*	9.6	9.8	10.5	10.3
8. スペイン	**	9.3	10.2	10.1	9.9
9. ハンガリー	**	10.3	10.1	10.2	9.7
10. デンマーク	***	10.0	9.9	9.5	9.5
11. オーストリア	**	9.7	9.5	9.3	9.3
12. スイス	***	9.3	9.2	9.2	9.2
13. ギリシャ	*	8.7	8.8	8.6	8.9
14. ロシア	*	7.3	7.3	7.9	8.6
15. ベルギー	**	9.1	9.1	8.2	8.2
16. オランダ	***	8.1	8.2	8.1	8.2
17. スロバキア	**	8.3	8.3	8.0	8.2
18. イギリス	***	7.9	8.1	7.9	8.1
19. イタリア	***	8.0	8.0	7.8	7.7
20. ラトビア	**	6.8	6.9	7.1	7.7
21. オーストラリア	**	7.5	7.5	7.6	7.5
22. ニュージーランド	***	7.8	7.3	7.6	7.4
23. フィンランド	***	6.7	7.0	7.1	7.3
24. キプロス	***	6.6	6.6	7.0	7.0
25. ポーランド	*	6.3	6.7	6.7	6.9
26. アメリカ	***	6.6	6.6	6.6	6.7
27. ブルガリア	*	7.8	7.0	6.8	6.6
28. 日本	**	6.7	6.4	6.5	6.6
29. アルゼンチン	*	6.7	6.9	6.8	6.4
30. カナダ	***	6.2	6.1	6.2	6.3
31. ウルグアイ	**	5.9	5.9	6.0	6.0
32. マルタ	***	5.3	5.1	5.1	5.2
33. 南アフリカ	*	4.9	4.8	4.9	5.0

順 位	統計信頼度	1996年	1997年	1998年	1999年
34. チリ	**	5.0	4.5	5.1	4.9
35. スウェーデン	**	4.9	5.1	4.9	4.9
36. ベネゼエラ	*	5.5	5.2	5.2	4.9
37. コロンビア	*	4.5	4.3	4.4	4.5
38. ノルウェイ	**	4.1	4.4	4.3	4.4
39. ブラジル	**	4.1	4.1	4.0	4.2
40. アイスランド	**	3.7	3.9	4.3	4.0
41. タイ	***	4.5	4.4	4.3	3.9
42. 中国	*	3.7	3.7	3.7	3.8
43. メキシコ	*	3.4	3.1	3.2	3.2
44. 台湾	*	2.7	2.8	3.0	3.0
45. ガイアナ	**	2.9	2.9	2.7	2.8
46. エストニア	**	2.3	2.4	2.4	2.5
47. パラグアイ	*	2.1	2.3	2.3	2.3
48. キューバ	*	2.7	2.7	2.3	2.2
49. シンガポール	**	1.6	1.7	1.7	1.7
50. ペルー	*	1.7	1.6	1.6	1.4

注1） ＊＊＊確実　＊＊信頼しうる　＊信頼性低い

消費者統計が入手不可，ないしは報告期限に間に合わなかったため酒類製成量から推計公式値を代用している場合には＊が，また国内消費量統計の入手は可能であっても密造や自家造，密輸やヤミ取引，公海上での免税酒類の飲酒習慣が頻繁で，実際の消費量に顕著な影響を及ぼしているとみられる国の消費量統計には＊＊が記されている。

　わが国では，冠婚葬祭の公的行事や社交の場で必ずアルコールが登場し，集団で飲酒して，「ホンネ」を表現するという風習があり，比較的諸外国に比べて飲酒行動に対しては甘いとらえ方がある。

● 文　献

1) Edwards, G.: The alcohol dependence syndrome. In: (ed.), Grant, M. et al. Alcoholism. Croom Helm, 1977.
2) Huss, M.: Chronische Alkoholskrankenheits, oder Alcoholismus Chronicus. Fritze, C. E., 1852.

3) Jellinek, E. M.: The Disease Concept of Alcoholism. Hill House Press, 1960.（羽賀道信ほか訳：アルコホリズム, 岩崎学術出版, 1973.）
4) 清水新二：アルコール関連問題の社会病理学的研究. ミネルヴァ書房, 2003.

2章 アルコール依存症とは

1. アルコール依存症の定義

　従来からよく用いられてきた「アルコール中毒」(alcoholism) という語と「アルコール依存症」(alcohol dependence) という語は異なるのか，と聞かれることがあるが，大きな意味の差はなく，現代では，「アルコール依存症」という語を用いることが多い。

　Edwards (1977)[2]による定義は，表2-1のとおりである。1の飲酒行動レパートリーの狭小化とは，節酒コントロールができなくなることをいう。3のアルコール耐性の上昇とは，「連続飲酒」ができ，以前以上にアルコールの多飲が可能となることをいう。「離脱症状」とは，断酒した際，直後に生じるさまざまな精神・身体症状のことをいう。

　表2-2は，WHO（国連世界保健機関）による「アルコール依存症候群」の定義であり，表2-1とほとんど同じ内容の定義であることがわかる。

　また，診断マニュアルとしてDSM-Ⅳ（精神疾患の分類と診断）では，「アルコール依存」には，中毒せん妄，離脱せん妄，痴呆，

表2-1　Edwardsによるアルコール依存症候群の定義

1. 飲酒行動レパートリーの狭小化
2. アルコール探索行動の明確化
3. アルコール耐性の上昇
4. 以下のような離脱症状群のくり返し
　　(1) 情動障害（いらいら感，希死念慮，音刺激への過敏反応など）
　　(2) 振戦
　　(3) 嘔気と嘔吐
　　(4) 発汗
5. 飲酒による離脱症状群の回避
6. 飲酒に対する渇望（強迫欲動）を意識すること
7. 禁断後の再発症

表2-2 WHOによるアルコール依存症候群の定義 (1977)[7]

1. 飲酒行動の変化
   (1) 飲酒量，飲酒時刻，飲酒機会に対する抑制の減弱
   (2) 飲酒行動の多様性の減弱（単純化への収れん）
   (3) 負の強化に対する飲酒の反応性の変化
2. 主観的状態の変化
   (1) 飲酒抑制の障害ないし不能
   (2) 渇望（craving）
   (3) 飲酒中心性，ないし強迫的飲酒欲求
3. 精神生物学的状態の変化
   (1) 離脱期の症状：不快感情，自律神経症状，振戦，幻覚，発作，振戦せん妄
   (2) 離脱症状軽減のための飲酒
   (3) 耐性

健忘障害，精神病症障害，気分障害，不安障害，性機能不全，睡眠障害があることをあげている[1]。ICD-10（国際疾病分類）も，「アルコール依存症候群」を「慢性アルコール症」と「渇酒症」（dipsomania）に分け，飲酒をコントロールできないことを特徴としてあげている[8]。

アルコール依存症の患者は，初期において「自分はアルコール依存症ではない」という「否認」（denial）を示しやすい。アルコール依存症の主な症状として，次の4点があげられる。

① 節酒コントロールができない，つまり連続飲酒となりやすい。
② 断酒直後，離脱症状がある。
③ 「断酒する」と言うが，容易には断酒できない。
④ 酒乱がひどく，問題飲酒（他者に迷惑をかける，健忘など）が生じる。

診察時，面接者は以上の点に留意すべきである。

また，アルコール依存症かどうかの自己評定基準として，本書の「資料」にあげる久里浜式アルコールスクリーニングテスト（p.109）がある。

2. どのようにしてアルコール依存症になっていくか

加藤（1977）³⁾によれば，清酒を5合，週5回，5年間以上飲めばアルコール依存症になるという。一般に，1日4合以上清酒が飲める人をヘビードリンカーという。19世紀のAnstieは，1日3合までの飲酒（アルコール量45gまで）を安全な飲酒といっている。

具体的に，どのような状況と時間経過からアルコール依存症になるのであろうか。図2-1は，時間経過とともに飲酒パターンが変化していくことを示したものである。

しかし，内的には，飲酒してはいけない抑制と飲酒したい欲求が葛藤している。図2-2に示すような葛藤状況がある。

この葛藤から飲酒渇望促進因子群が優勢になるとアルコール依存

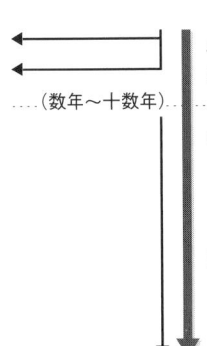

A. 機会飲酒（宴会，週末飲酒など）
B. 習慣性飲酒（晩酌，寝酒など）
……（数年～十数年）……
C. 少量分散飲酒（日常行動の合間合間に飲酒するなど，単独，2日以上にわたる）
D. 持続深酩酊飲酒（飲酒して深く酩酊し，覚めてまた飲酒，単独，2日以上にわたる）

病的飲酒パターン

（探索行動 葛藤状況）×（職場 家庭）

矢印のうち右側の太い矢印は，一旦病的飲酒パターンになると，再飲酒の後は病的飲酒パターン獲得までに要した期間よりはるかに短時間で病的飲酒パターンに戻ることを示す。なお，AからDまでの4型に分類したので，図に示すとCからDに進行するようにみえるが，CとDの疾病水準は同じと考える。

図2-1　飲酒パターンの変化（小宮山，1996）⁴⁾

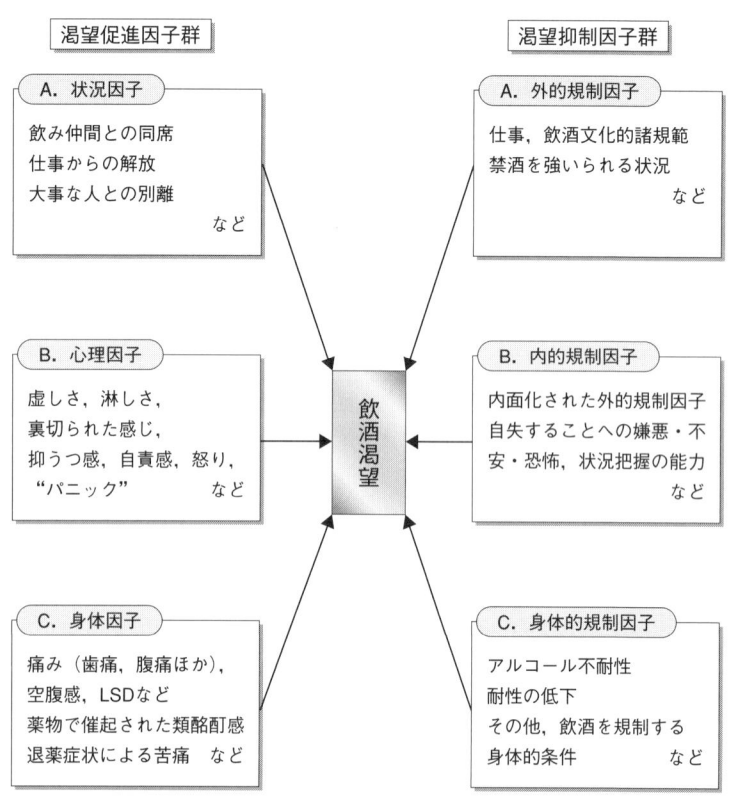

図2-2 飲酒渇望に関与する諸因子（斎藤, 1985）[5]

症に陥り、図2-3に示す悪循環が生じやすい。

　図2-3の「精神依存」とは、図2-2の心理因子をいやすアルコールによる快感を得て、それを再度、味わいたい依存のことをいう。また、図2-3の「身体依存」とは、いくらでも飲酒できるアルコール耐性ができて、断酒すると退薬症候（離脱症状）が生じる依存のことをいう。

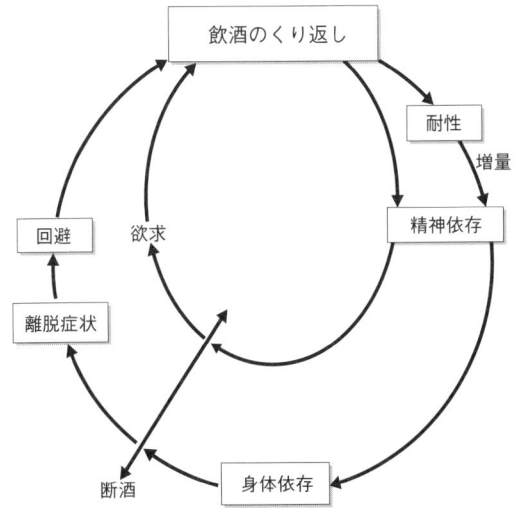

図 2-3 アルコール依存症の形成：自己制御不能な 2 つの悪循環（田所，1979）[6]

● 文　献

1) American Psychiatric Association: Quick Reference to the Diagnostic Criteria from DSM-Ⅳ．1994.（高橋三郎，大野裕，染矢俊幸訳：DSM-Ⅳ 精神疾患の分類と診断の手引き．医学書院, 1995.）
2) Edwards, G.: The alcohol dependence syndrome. In: (ed.), Grant, M. et al. Alcoholism. Croom Helm, 1977.
3) 加藤伸勝：酒飲みのための科学．講談社, 1977.
4) 小宮山徳太郎：からだの病気．榎本稔，安田美弥子編：テキストブック アルコール依存症．太陽出版, 1996.
5) 斎藤学：アルコール依存症の精神病理．金剛出版, 1985.
6) 田所作太郎：アルコール依存の精神薬理学．斎藤学，柳田知司，島田一男編：アルコール依存症，有斐閣, 1979.
7) World Health Organization: Classification of Mental and Behavioral Disorders. 1977.
8) World Health Organization: The ICD-10. 1992.

3章
アルコール依存症の原因

すべての精神的疾病の原因については，個人のもつ素因（パーソナリティ，自我の弱さ，遺伝因子など）と環境要因（家族関係，親子関係，交友関係，職種，きょうだい関係，文化など）とが相互に絡み合っていると思われる。

1. 遺伝か環境か

アルコール依存症の原因に関しても，すべての精神的疾病と同様，個人のもつ素因と環境要因が絡み合っている。図3-1の素因とは，パーソナリティ，自我強度（ego strength），気質，体質などをいい，環境要因とは，育った地域の環境，親子関係や家族関係，きょうだいの関係のあり方，および交友関係のあり方，職業などをいう。

Goodwin (1976)[6]は，双生児の研究から，アルコール依存症の遺伝要因を強調している。一方，Edwards (1977)[4]は，男性アルコール依存症患者の父親，女性アルコール依存症患者の母親のそれぞれの多量飲酒傾向を明らかにし，「学習説」を唱えている。

しかし，Vaillant (1983)[25]による，大学生群，スラム街の住民群，

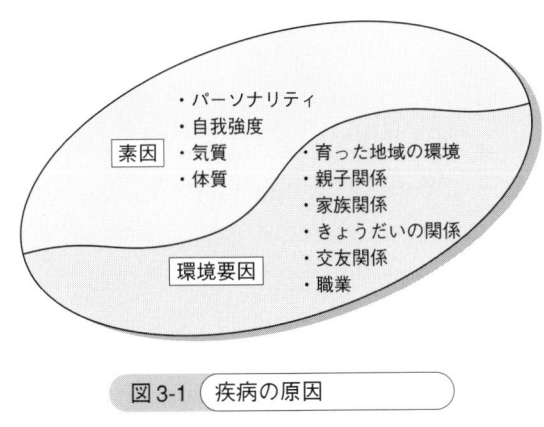

図3-1　疾病の原因

表3-1	自我の強さの程度をとらえる基準(前田, 1976)[13]

(1) 欲求不満耐久度：どの程度，がまん強さがあるか
(2) 適切な自我の防衛度：直接に表現することが許されない欲求をどの程度社会的に受けいれられる形で表現できるか
(3) 現実吟味能力：どの程度，現実を正確に客観的にとらえることができるか
(4) 心の柔軟性：時と場合に応じて，自由に退行したり，緊張・集中したりすることができるか
(5) 心の安定性と統合性：パーソナリティの一貫性とまとまりがあるか
(6) 自我同一性の確立：社会の中で自分というものをどの程度明確に確立しているか

治療を受けている群のコホート研究（世代間の差と縦断的研究を組み合わせた研究方法）の結果では，アルコール依存症の発生は素因から決定的な影響を受け，それに環境要因が加わっていることが明らかにされている（→p.93 ケース❶）。

この素因については，生物学的にアルコールを多飲できるという遺伝因子と「自我強度」（ego strength）の弱さが考えられる。自我強度の程度をとらえる基準については，表3-1のとおりである。とくにアルコール依存症患者は，表3-1の(1)の欲求不満耐久度が弱く，また，(2)の適切な自我の防衛度，つまり趣味が少なく，飲酒以外にストレス解消法がないことが多い。

2. 幼児期の親子関係・家族関係のあり方

精神分析の創始者Freud（1905）[5]は，「神経症」（neurosis）などの心の問題は，幼児期の親子関係のあり方に起因すると唱えている。アルコール依存症も幼児期の親子関係のあり方が大きく影響しているという研究結果も多い。表3-2は，青年期アルコール依存症患者に関する幼児期からの親子関係のあり方の影響についての研究をまとめたものである。

3章 アルコール依存症の原因　21

　表3-2から，アルコール依存症患者の幼児期の親子関係は，愛情の乏しい，情緒的不安定な関係であることがわかる。
　しかし榎本(1984)[3]は，アルコール依存症患者は，実際の幼児期に

表3-2　青年期アルコール依存症患者の幼児期の親子関係 (Zucker, 1976)[27]

McCord and McCord ら (1960)[14]	Robins ら (1962)[19]	Jones (1968)[8]	Berry (1967)[1]
(1) 両親間の深刻な葛藤と対立 (2) 両親の性的偏倚 (3) 父親の母親無視 (4) 母親の息子に対する感情の動揺（溺愛したり拒絶したり） (5) 両親の積極的な拒絶	(1) 両親の離婚ないし別居 (2) 父親の残酷性，虐待 (3) 一時期両親から別居 (4) 近親相姦，親の浮気 (5) 親として適当でない両親	(1) 気むずかしい，不平だらけの母親 (2) 家庭内葛藤─断酒しているときに基づく (3) 母親が子どもに関心を示さない (4) 喜びを欠いた母親	(1) 統合失調症や衝動的性格者に比べて中等度ないし軽度に障害されている (2) 社会的に適応の良い少年たちに比べ，家庭内の混乱がひどい

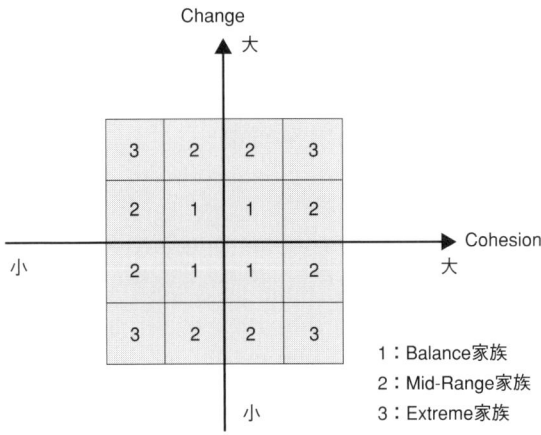

図3-2　FACES の円環モデル (Olson ら，1985)[18]

おける親子関係がどのようであったかよりも,「理想化された母親イメージ」が強いことを強調している (→p.94 ケース❷)。

アルコール依存症患者の「定位家族」(original family),つまり生まれ育った家族のあり方には,どのような特徴があるのであろうか。

Olson ら (1985)[18] は家族関係のあり方を,家族のまとまり具合い,「凝集性」(cohesion) と家族メンバーの役割変化の度合い,「変化」(change) の2軸からとらえて,FACES (Family Adaptation Cohesion Evaluation Scale) という尺度を作成している (図3-2)。図3-2から,バランス家族,つまりほどよい「凝集性」とほどよい役割の「変化」のある家族がいちばん健康な家族であることがわかる。

長尾 (1992)[16] によるアルコール依存症患者群と健常者群との定位家族についての比較を FACES を用いて行った結果では,アルコール依存症患者は,幼い頃,役割変化の激しい家庭の中で育っていたことが明らかにされている。つまり,慌しい家族の中で育ち,家族メンバーの役割が常に変化しているところに特徴があるという。

3. パーソナリティと精神病理

「パーソナリティ」(personality) とは,人の特有の行動のしかたをいい,俗にいう「性格」(character) と似た意味をもつ。アルコール依存症になりやすいパーソナリティというものがあるのであろうか。

表3-3は,アルコール依存症患者のパーソナリティ研究のおもな結果をまとめたものである。これより,アルコール依存症患者は,以下の問題をもつことがわかる。

① 自我が未成熟

表3-3 アルコール依存症患者のパーソナリティ特性

Menninger (1938)[15]	Kessel and Walton (1978)[9]	Knight (1937)[10]	斎藤 (1985)[22]
(1) 抑うつ的 (2) 不満が多く,怒りやすい (3) 自己評価の非現実性 (4) 社会性の欠如 (5) 性同一性の問題をもつ	(1) 未熟 (2) 自己中心的 (3) 自罰的 (4) ストレスに反応しやすい (5) 性同一性の問題をもつ	自己中心的 (1) ストレスによる反応タイプ (2) 症候タイプ（例：精神病） (3) 本質タイプ（若い頃からの多量飲酒）	(1) 不安が強い (2) パワー幻想（誇大自己）* (3) 自己愛的 (4) 自己破壊的 (5) 同性愛傾向 (6) 受動女性的**

*「誇大自己」とは,自己主張や野心の原始的な形態で万能的な優れているというイメージの自己のことをいう。
**「受動女性的」とは,過度に従順で友好的であるが,その背後に男性性を抑圧した「去勢不安」がある特徴をいう。

② 自己評価が安定しない
③ 「性同一性」(gender identity),つまり,男らしさや女らしさの形成に問題をもつ

表3-3の内容以外にも,Woodruffら(1979)[26]やRundら(1981)[20]は「反社会的特性」(antisocial trait)をあげ(→p.95 ケース❸),田中(1988)[24]はall or nothingという徹底した「精神の二面性」を特徴としてあげている。

以上にあげたアルコール依存症患者のパーソナリティ特性は,病前のパーソナリティなのか,それともアルコール依存症に陥って形成されたパーソナリティなのかについては明らかにされていない。たしかに筆者の臨床経験から,アルコール依存症に陥ると,本来,自己中心的なパーソナリティであった者がますます自己中心的になったり,外罰的(他者のせいにする)になったり,虚言を示しやすい(→p.96 ケース❹)。このことは,アルコール依存症という疾患となったゆえの孤独感,不安感,劣等感の「防衛機制」(defense

表3-4 アルコール依存症患者の防衛機制（斎藤，1985）[22]

防衛機制	説　明
つっぱり	「自分のことは，自分でする」という。依存性の否認と力の誇示。
がんばり	仕事などに力をいれる。抑うつ，空虚感の否認。
わりきり	善か悪かにわりきる。無批判に取りこんだり，偏って拒絶する。
ほれこみ	他者を容易にほれこむ。誇大自己の投影。
誇大傾向	誇大自己を示す。自らの真のパワーの幻想。

mechanism）として生じていると思われる。

「防衛機制」とは，自己をさまざまな不安から守るためにごまかしていく無意識的な対処法のことをいう。アルコール依存症患者の特徴的な防衛機制としては，表3-4に示すものがあげられる。

アルコール依存症患者の心理テストからみたパーソナリティ特性はどうであろうか。筆者の臨床経験から，Y-G性格テスト（矢田部・ギルフォード性格テスト）の結果では，D系統（安定性・積極型）が約60％，B系統（不安定・積極型）が約20％，E系統（不安定・消極型）が約10％，その他A系統（平均タイプ）とC系統（安定・消極型）が約10％という割合が示されている。因子別にみた特性としては，「思考的外向」が強く，「劣等感」が弱いという点があげられる。

また，MMPI（ミネソタ多面的人格目録）の結果では，K得点，Pd（精神病質）得点，Hs（心気）得点の3つに高い傾向がみられる。また，斎藤（1984）[21]による久里浜病院のMMPIの結果では，Pd得点とD（抑うつ）得点が高い傾向が示されている。

長尾（1992）[17]によるMMPIでとらえたアルコール依存症患者のパーソナリティ障害については，表3-5のとおりである。

このように，Y-G性格テストやMMPIなどの心理テストの結果から，アルコール依存症患者にはさまざまなパーソナリティ障害の者がいて，とくに人目を気にして，自らのパーソナリティについて

明確には理解しておらず，受動・依存的でストレスにあうと身体症状が出現しやすい未熟な傾向がとらえられる。

ところで，パーソナリティとともに，心の病としてみたアルコール依存症になぜなるのかという「精神病理」（psychopathology）に

表 3-5　MMPIでとらえたアルコール依存症患者のパーソナリティ障害（長尾，1992）[17]

パーソナリティ障害	MMPIのプロフィルコード	出現頻度順位
依存性パーソナリティ障害	4-2 コード	（1）
演技性パーソナリティ障害	1-3 コード	（2）
境界性パーソナリティ障害	1-3，2-9，8-7 コード	（3）
回避性パーソナリティ障害	4-1，8-3 コード	（4）
反社会性パーソナリティ障害	4-9 コード	（5）
妄想型パーソナリティ障害	4-6 コード	（6）
強迫性パーソナリティ障害	2-7 コード	（7）
分裂病質パーソナリティ障害	4-8 コード	（8）
自己愛性パーソナリティ障害	8-9 コード	（9）
分裂型パーソナリティ障害	8-1 コード	（10）

注：「逆必ずしも真ならず」で，プロフィルコードからパーソナリティ障害をみるのではなく，パーソナリティ障害の内容からプロフィルをみていくこと。

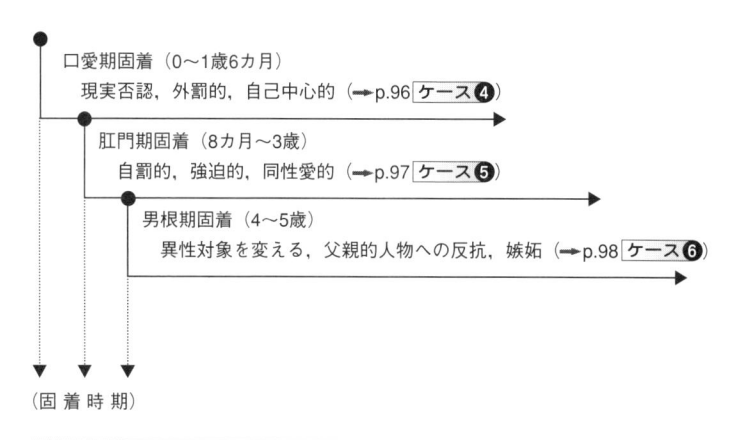

口愛期固着（0～1歳6カ月）
　現実否認，外罰的，自己中心的（→p.96 ケース❹）

肛門期固着（8カ月～3歳）
　自罰的，強迫的，同性愛的（→p.97 ケース❺）

男根期固着（4～5歳）
　異性対象を変える，父親的人物への反抗，嫉妬（→p.98 ケース❻）

（固着時期）

図 3-3　リビドーの固着からみたアルコール依存症患者の病理（Blum，1966）[2]

焦点を当ててみるとどうであろうか。Blum (1966)[2]は，精神分析的観点から，乳幼児期からの「リビドー」(libido)，つまり心のエネルギーの「固着」(fixation) という病理からアルコール依存症の原因をとらえている。図3-3は，Blumの仮説を図示したものである。

また，わが国では斎藤 (1984)[21]が，アルコール依存症患者の「甘えの精神病理」，つまり図3-3に示す「口愛期」(oral phase) の接触欲求，依存欲求の固着を説いている。「甘えの精神病理」からアルコール依存症患者をみていくと，依存欲求が充足されない場合，なぜ，すね，ひがみ，ふてくされなどが生じやすいかが理解できる。

4. 社会的側面

Jellinek (1960)[7]は，アルコール依存症の社会的側面を強調している。社会的側面とは，文化や民族によって飲酒態度が異なること，職業，社会的階層，学歴などの飲酒への影響のことをいう。例えば，長崎県は，アルコール依存症患者が比較的に多い地域である。その原因は，漁村が多く，生活上で飲酒機会が多い，また，以前，炭鉱に勤めていた者が多く，飲酒量が多いこと，さらに祭り好きな県民性などの社会的側面があげられる。

わが国でのアルコール依存症の社会的側面に関する研究としては，清水 (2003)[23]による実証的研究が評価されている。

まだ報告書としてまとめていないが，長尾 (2000) による長崎県の某精神科病院での調査では，アルコール依存症患者の職業，学歴について表3-6と表3-7の結果が得られた。表3-6から，飲酒と関連のある職業の者がアルコール依存症になりやすいこと，また表3-7から，高校卒業までの学歴の者にアルコール依存症が多いことがわかる。飲酒開始年齢についても，20歳以前が多いことも明らかにされている。

また，小杉 (1979)[11]の社会的階層別の飲酒動機の調査では，表3-8の結果が示されている。

また，長尾 (2000) によるアルコール依存症患者のきょうだいの布

表3-6 アルコール依存症患者の職業について(長尾, 2000)

(単位：人)

労務職	42
無職	27
漁業	18
炭坑夫	13
塗装業	9
運転手	8
クリーニング店員	7
船員	5
大工	5
自営業	4
水商売	3

表3-7 アルコール依存症患者の学歴について(長尾, 2000)

(単位：人)

中学卒業	72
高校卒業	65
大学卒業	3
不明	1
計	141

表3-8 社会的階層別の飲酒動機の順位 (小杉, 1979)[11]

単身労務者	ビジネスマン
(1) 仕事上のつき合い	(1) 酒がうまいから
(2) イライラ，不安をとる	(2) 仕事の疲れをいやす
(3) 疲れをいやす	(3) 習慣的
(4) 酒がうまいから	(4) イライラ，不安をとる

置に関する調査では，平均きょうだい数が4.25人であり，長男が48％，末っ子が31％，中間の子が21％という結果が示されており，長男と末っ子に多いことが明らかにされている。

これらの結果から，アルコール依存症になるには，飲酒が生活習慣となりやすい職業，学歴，住んでいる地域のアルコールに対する態度，きょうだいの布置などの社会的側面も影響していることがわかる。

また，Lobins (1980)[12]は，「ラベリング」理論を唱えて，一旦，社会から「アルコール依存症」というラベルを貼られると断酒しても社会から色めがねで見られやすいという社会的な影響力があることを強調している。このことは，既述したように，アルコール依存症患者のパーソナリティ特性として，人目を気にしやすいこととも関係しており，社会からの否定的な評価や非難にめげず，患者が断酒を続け，本当の自分らしさを発揮していくには強い信念が必要と思われる。

● 文 献

1) Berry, J. C.: Antecedents of schizophrenia, impulsive character, and alcoholism in males. Dissertation Abstracts International, 28, 1967.
2) Blum, E. M.: Psychoanalytic views of alcoholism. Quarterly Journal Studies Alcohol, 27, 1966.
3) 榎本稔：「家族全体の病」としてのアルコール家族．新福尚武編：アルコール症の精神療法．金剛出版, 1984.
4) Edwards, G.: The alcohol dependence syndrome. In: (ed.), Grant, M. et al. Alcoholism. Croom Helm, 1977.
5) Freud, S.: Drei Abhandlungen zur Sexualtheorie. Internationaler Psychoanalytischer Verlag, 1905. (懸田克躬訳：フロイド選集5 性欲論．日本教文社, 1953.)

6) Goodwin, D. W.: Is Alcoholism Hereditary? Oxford University Press, 1976.
7) Jellinek, E. M.: The Disease Concept of Alcoholism. Hill House Press, 1960.（羽賀道信ほか訳：アルコホリズム．岩崎学術出版, 1973.）
8) Jones, M. C.: Personality correlates and antecedents of drinking patterns in adult males. Journal of Consultation & Clinical Psychology, 32, 1968.
9) Kessel, N. and Walton, H.: Alcoholism. Penguin Books, 1965.（山上龍太郎訳：アルコール中毒．金剛出版, 1978.）
10) Knight, R. P.: Psychodynamics of chronic alcoholism. Journal of Nervous and Mental Disease, 86, 1937.
11) 小杉好弘：大都市環境とアルコール依存症．斎藤学, 柳田智司, 島田一男編：アルコール依存症．有斐閣, 1979.
12) Lobins, L. N.: Alcoholism and labeling theory. In: (ed.), Mechanic, P. Reading in Medical Sociology. Free Press, 1980.
13) 前田重治：心理面接の技術．慶応通信, 1976.
14) McCord, W., McCord, J. and Gudman, J.: Origins of Alcoholism. Stanford University Press, 1960.
15) Menninger, K. A.: Man against Himself. Harcourt, 1938.（草野栄三郎訳：おのれに背くもの．日本教文社, 1952.）
16) 長尾博：アルコール依存症者のパーソナリティ特性と定位家族の関係．九州神経精神医学, 38, 1992.
17) 長尾博：病院心理臨床入門．ナカニシヤ出版, 1992.
18) Olson, D. H., Portner, J. and Lavee, Y.: Family Adaptability and Cohesion Evaluation Scale. Minnesota University, 1985.
19) Robins, L. N., Bates, W. M. and O'Neal, P.: Adult drinking patterns of former problem children. In: (ed.), Pittman, D. et al. Society Culture and Drinking Patterns. Wiley, 1962.
20) Rund, D. A., Summers., W. K. and Levin, M.: Alcohol use and psychiatric illness in emergency patients. Journal of the American Medical Association, 245, 1981.
21) 斎藤学：アルコール依存の根底にあるもの．新福尚武編：アルコー

ル症の精神療法．金剛出版，1984．
22) 斎藤学：アルコール依存症の精神病理．金剛出版，1985．
23) 清水新二：アルコール関連問題の社会病理学的研究．ミネルヴァ書房，2003．
24) 田中孝雄：アルコールに関する用語をめぐって．田中孝雄編：アルコール症．同朋舎，1988．
25) Vaillant, G. E.: The Natural History of Alcoholism. Harvard University, 1983.
26) Woodruff, R. A., Goodwin, D. W. and Guze, S. B.: Psychiatric Diagnosis. Oxford University, 1979.
27) Zucker, R. A.: Parental influences on the drinking patterns of their children. In: (ed.), Creenblatt, M. et al. Alcoholism Problems in Women and Children. Grune & Stratton, 1976.

4章 アルコール依存症の症状とアルコールの害

1. アルコール依存症の症状

　内科医は「酒は百薬の長」などと言ってアルコールのプラス面を強調するが，一旦，アルコール依存症に陥ると，一滴のアルコールでも百害となる。アルコール依存症患者の平均寿命は一般に50歳代といわれており，このことは，わが国の平均寿命よりも30年も早く命をおとすことを意味する。

　アルコール依存症患者が早期発見から早期治療へと容易には展開しにくい理由としては，「否認」という防衛機制が強いことがあげられる。「否認」にもさまざまな種類があり（表4-1），アルコール依存症患者の治療においては，このような「否認」を乗り越えなければならない。

表4-1　否認の種類

患者自身が示す否認	家族が示す否認
第1段階の否認 「自分はアルコール依存症ではない」「今からすぐアルコールをやめられる」と言う	・患者が，外泊，退院した際，飲酒を勧めるなど，アルコール依存症に関する知識がない，あるいは知識をもとうとしない否認 ・家族の関係について考えない否認
第2段階の否認 「自分は，飲酒以外に何ら問題はない」と言う	

表4-2　離脱症状群（今道，1996）[1]

(1) 軽い離脱症状（酒が切れかかってから2～3日続く）
　　手や身体の震え，発汗，頻脈，血圧上昇，不眠，悪夢，消化器症状（吐き気，下痢），てんかん発作，一過性の幻覚
(2) 重い離脱症状（飲酒停止後2～3日目に始まり，3～4日続く）
　　意識の障害（うわ言，興奮），幻覚，身体の震え，発汗，熱発
(3) アルコール幻覚症状（数日から1～2週間続く）
　　意識は清明だが，幻聴に支配され，不安，不眠，不穏になる

このような「否認」によってアルコール依存症は進行していき，表4-2に示す症状が出現していく。表4-2の離脱症状とは，アルコールをやめた場合に生じる症状のことである。

不眠は，一般に断酒後1週間程度続くことが多く，幻視は，虫が見えることが多い。また，てんかん発作は，断酒後2日以内に生じることが多い。「うつ病」（major depression）とは異なるうつ状態が1週間ぐらい続くこともあり，希死念慮を示すこともある。表4-2に示す症状が，6カ月以上続く場合，「アルコール精神病」（alcoholic psychosis）を疑ったほうがよい。

次に，アルコール依存症と他の精神疾患との関係について述べる。「統合失調症」（schizophrenia）との関連はBleulerやKraepelinが，「躁うつ病」（manic depressive psychosis）との関連はZiehenやGauppが，それぞれ以前から指摘している。治療においては，精神病の症状を優先していくことが原則であろう。また，女子に多い拒食や過食を示す「摂食障害」（eating disorder）とも関連があり，この場合は，「依存」（dependence）という観点からの治療が必要であると思われる。

2. アルコールの害

アルコール依存症は，患者の身体，精神，社会的側面を次第に蝕んでいき，ひいては死にいたることが多い。表4-3は，アルコールによる身体的，精神的，社会的側面の害の段階を示したものである。

表4-3の身体的側面のうち，アルコール依存症の身体合併症の頻度は表4-4に示すとおりである。とくに消化器系に障害が生じやすいことがわかる。

また，表4-3の精神的側面では，アルコール依存症になると次第に脳が萎縮していくことが実証されている。図4-1は，健常者とア

表4-3 アルコールの害の進行度(竹元, 1996)[4]

	1期	2期	3期
身体的側面	消化器系	神経・筋肉系	循環器系
身体的側面	慢性胃炎, 胃潰瘍, 大腸障害, アルコール性肝炎(脂肪肝), 肝硬変症, 膵臓炎, 膵石, 糖尿病	神経機能低下, 脳神経症状, 小脳変性, 振戦, 言語障害, 多発性神経炎, 眼筋マヒ, アルコール性弱視, 腱反射減退・消失, インポテンツ, 筋脱力, 筋炎・筋肉痛, 筋硬直, けいれん	血管拡張, 脳動脈硬化症, 高血圧症, 循環障害, アルコール性心筋症, アルコール性脚気心, 脂肪心
精神的側面	精神不安定	パーソナリティレベル低下	精神病症状
精神的側面	情動的敏感, 焦燥感, 衝動性, 気分易変, 憤怒, 抑うつ気分, 不眠	倫理道徳感減退, 自己中心的, 嘘言, 無責任, 無関心, 無頓着, 感情爆発性, 感情失禁, 意欲低下, 注意力低下, 記憶障害, 思考力低下, 作業能率低下, 否認	振戦せん妄, アルコール幻覚症, アルコールパラノイア(妄想型), アルコールてんかん, コルサコフ精神病, ウェルニッケ脳炎(出血性上部灰白質炎), アルコール認知症, 他精神病との合併症
社会的側面	家庭不和	職場問題	地域社会問題
社会的側面	暴言, 暴力, 夫婦不和, 親子断絶, 孤立, 家出, 別居, 離婚	飲酒して出勤, 怠業, 欠勤, 無責任, 仕事上のトラブル, 失業, 経済的破綻など	暴言, 暴力, 迷惑行為, 他人に酒を要求, 他人の財産・公共の器物・施設破壊, 警察保護, 救急車の出動, 犯罪, 無銭飲食, 窃盗, 恐喝, 傷害, 殺人, 自殺, 自殺未遂など

ルコール依存症患者の脳の部位の比較を示したものである。図4-1より, アルコールは消化器以外に脳そのものを冒すことがわかる。とくにアルコール依存症が進行して脳を冒すと, 表4-5に示す疾患になることもある。

アルコール依存症患者がどのような死因や状況で亡くなっていくかについては, 横山ら(1994)[6]の調査がある。表4-6は, その結果を

表4-4 アルコール依存症者の身体合併症（300例）(高木, 1989)[3]

合併症	頻度(%)
肝疾患	80.0
胃腸疾患	19.3
急性胃炎	8.80
胃潰瘍	4.75
十二指腸潰瘍	5.75
糖尿病	18.7
食道静脈瘤	8.0
結核	7.3
末梢神経炎	7.0
高血圧症	6.3
外傷・骨折	6.3
心臓疾患	4.7
痔核	2.0
慢性膵炎	1.4

健常者

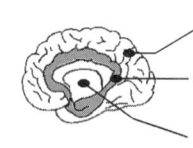

①新皮質
（後天的・社会的欲求＝人間的高等感情）
②旧皮質
（先天的・原始的欲求＝動物的本能）
③間脳（自律神経の中枢）

欲求 → 適応行動

アルコール依存症患者

新皮質のマヒ→抑制のとれた逸脱行動が多くなる
→精神機能の低下，思考力判断力低下
　非社会的・反社会的な迷惑行為が多くなる

新皮質の抑制がとれると，
旧皮質の動物的本能の行動が活発化する

離脱期では自律神経失調状態が続く

→ 不適応行動

図4-1 脳の部位の比較 (竹元, 1996)[4]

表4-5　おもなアルコールによる脳の病変疾患

アルコール精神病	アルコール性認知症	コルサコフ精神病	ウェルニッケ脳症
・アルコール性嫉妬妄想が中心　心気，同性愛的，近親相姦もある ・アルコール性幻覚性パラノイア　慢性の妄想あり　幻視，幻聴もある	道徳的な内容の欠如，知能の低下，記憶力障害，脳動脈硬化が加わっていることもある	記憶力障害が中心，作話や失見当もある	意識の混濁，失見当，知能の低下，眼筋のマヒあり

表4-6　死亡したアルコール依存症患者の病名と死亡状況（横山ら, 1994）[6]

（単位：人）

病　名	入院中	自宅での死亡	突然死
急性心不全	27	22	26
肝不全	17	3	1
癌	10	0	0
脳血管障害	8	1	4
原因不明	7	5	4
呼吸不全	7	2	1
上部消化管出血	7	0	2
急性心筋梗塞	4	3	1
膵炎	1	0	0
事故	7	—	—
不詳	4	—	—
計	99	36	39

示している。

　しかし，断酒した場合，延命率が高くなることが，鈴木（1996）[2]の調査で明らかにされている。表4-7は，鈴木の調査結果である。

　ここで，表4-3のアルコールの害の進行度の社会的側面について言及してみよう。アルコール依存症になると，仕事，家族，財産，社会的評価を次第に失い，離婚，無職，借金，社会的非難など，い

表4-7	退院したアルコール依存症者の依存転帰別の死亡者の割合

(鈴木, 1996)[2]

(単位：％)

	死亡者の割合
断酒していた群	8.0
節酒していた群	29.4
飲酒していた群	29.6

節酒・飲酒していた群 → ほぼ同じ

節酒・飲酒していた患者はともに，断酒していた患者に比べて，死亡者の割合が4倍近くになっている。

わゆる「どん底」に陥ってしまうことが多い。「どん底」に陥って，患者ははじめて治療意欲が出たり，病識，つまり病気であることの自覚が生じることもある。しかし，「どん底」から這い上がっていくことは容易ではない。「どん底」に陥らないためにも，早期からの断酒が必要である。

他にアルコールが及ぼす社会的な害としては，交通事故，自殺，殺人などがあげられる。イギリスでは，交通死亡事故の44％が飲酒に関係しているという。また，わが国では，アルコール依存症患者の自殺率は16.1％(山田，1968)[5]という報告があり，殺人に関しては諸外国に比べて少ないといわれている。しかし，昨今，アルコール依存症の飲酒運転が増えている。

このようなことから，アルコール依存症患者に対するアルコールの害についてはいくら強調しても強調しすぎることはないが，一般の健常者に対しても，アルコールの害についての啓蒙は必要であろう。

● 文 献

1) 今道裕之：入院治療．榎本稔，安田美弥子編：テキストブック アルコール依存症．太陽出版, 1996.

2) 鈴木康夫：アルコール依存症の治療転帰．榎本稔, 安田美弥子編：テキストブック アルコール依存症．太陽出版, 1996.
3) 高木敏：内科領域からみたアルコール関連疾患．斎藤学, 高木敏, 小阪健司編：アルコール依存症の最新治療．金剛出版, 1989.
4) 竹元隆洋：心の病気．榎本稔, 安田美弥子編：テキストブック アルコール依存症．太陽出版, 1996.
5) 山田広美：自殺者の精神医学的分類．精神神経学誌, 70, 1968.
6) Yokoyama, A., Matsushita, S., Ishii, H. et al.: Impact of diabetes mellitus on the prognosis of alcoholics. Alcohol, 29, 1994.

5章
家族の問題と対応

1. アルコール依存症患者の家族の特徴

アルコール依存症の結婚後の発症者は，Jamesら(1971)[3]によると78％，またOrfordら(1976)[5]によると50％であるという。このことから，アルコール依存症は「生殖家族」(generative family)，つまり，結婚して自らつくっていく家族に何らかの原因があると思われる。また，榎本(1984)[1]によると，アルコール依存症患者がいる家族では，アルコール依存症は次世代にも受け継がれやすく，これを「アルコール家族」(alcoholismogentic family)と名づけている。

MacDonald(1956)[4]は，アルコール依存症の夫が断酒した際，その妻に精神症状が生じた例をあげていることから，「アルコール家族」には独特な「家族力動」(family dynamics)があるととらえられる。例えば，Wiseman(1980)[7]は，アルコール依存症となった夫と妻の行動の特徴を示している(表5-1)。また，榎本(1984)[1]は，アルコール依存症の配偶者をもつ妻の行動を明らかにしている(図5-1)(→p.100 ケース❽)。

Whalen(1953)[6]は，アルコール依存症の夫をもつ妻のタイプとして，表5-2のような4つのタイプをあげている。

また，Jackson(1954)[2]は，正常飲酒からアルコール依存症へと経過する家族の変化を，表5-3に示す段階に分けている。

一方，安田(1996)[8]の研究によると，アルコール依存症の親をもつ子どもには，「よい子」「ピエロタイプ」「見捨てられタイプ」「非行タイプ」の4つがあるという。彼らのことを一般に「アダルトチルドレン」(adult children)という。「アダルトチルドレン」の中に不登校，非行，摂食障害，うつ状態の子どもが多いことは知られている。

表5-1 アルコール依存症の配偶者をもつ夫と妻の行動 (Wiseman, 1980)[7]

妻	夫
1. 妻は，アルコール症の症状に早期に気づく。朝の飲酒やブラックアウト*のような公式の症状によってではなく，次のような反社会的行動によって。 ・終夜帰宅しない。 ・妻を外に連れ出すことがなくなる。 ・性交が荒々しくなる。 ・仕事中に飲酒を始める。	1. 夫は，気づくのが大変遅い。 ・たいてい，公式な症状によって気づく（しばしば，彼自身が以前，アルコール依存症であったため気づく）。 ・時には，友人から指摘される（妻には言えない）。 ・子どもの世話，家事などに関して，妻に支障が生じ始めたとき。実際，狼狽するだけである。 ・多くは，妻が客などの前で彼を困らせたことによって気づく。
2. 妻は，飲酒をやめさせるために，直接行動を開始する。試みとして： ・論理的に討論する。 ・涙を流し，説得する。 ・口うるさく言う。 ・脅迫する。	2. 夫は，何もしない。彼は，たいてい，AAの信条を知っている。彼女の禁酒の手伝いを何もできない―彼女が禁酒を望むべきだと信じている。
3. 妻は，懸命に夫を専門的治療に行かせようとする。彼が治療に行かないならば家を出ると，しばしば脅す。彼は（身体的な）病気だからという理由で治療に行く。	3. 夫は，専門的治療に行くよう，早く，強く，妻をせきたてることがない。 ・治療費について心配する（保険がきかないので）。 ・彼女は行きたくないのだと彼は言う（週末の治療を受けてもよいのではないかとほのめかす）。 ・治療施設が男女混合病棟であれば，彼女が誰か他の男に出会って浮気をするのではないか，と恐れている。
4. 妻は，治療の間ずっと，夫のもとにいる。 ・多くは経済的理由から，それが現実であろうが，想像上のことであろうが。 ・AAが保証を与えるために。 ・愛情によって。	4. 入院後，一度か二度つまずくと，夫は妻のもとを去る。他の女性を探す（まだ，結婚している間にそうする）。
5. 妻は，離脱センターまで夫を車で送る。彼を連れて行く。	5. 夫はしばしば，妻を離脱センターに車で送ることを拒否する。ソーシャルワーカーが彼を呼びつけ，彼女を連れてくるよう頼まなければならない。

＊「ブラックアウト」とは，飲酒時の健忘のことをいう。

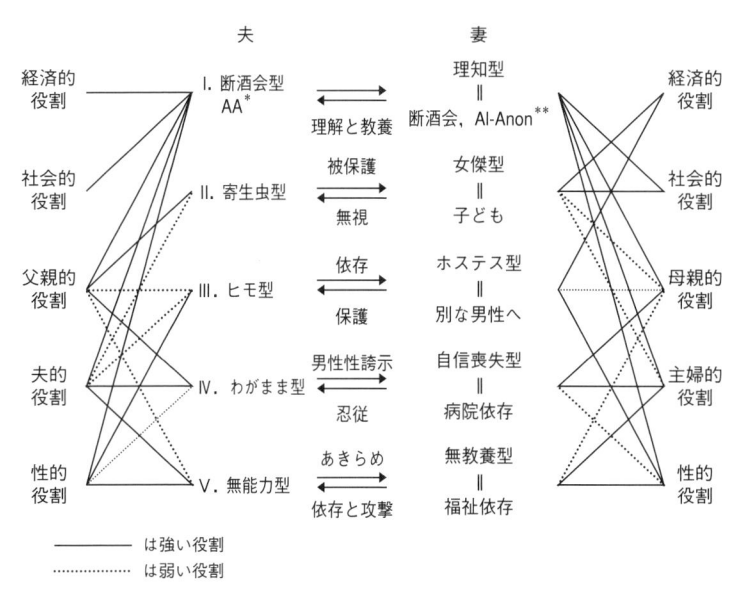

図 5-1 アルコール夫婦の類型と役割構造（榎本，1984）[1]

夫		妻
I. 断酒会型 AA*	⇄ 理解と教養	理知型 ＝ 断酒会，Al-Anon**
II. 寄生虫型	⇄ 被保護／無視	女傑型 ＝ 子ども
III. ヒモ型	⇄ 依存／保護	ホステス型 ＝ 別な男性へ
IV. わがまま型	⇄ 男性性誇示／忍従	自信喪失型 ＝ 病院依存
V. 無能力型	⇄ あきらめ／依存と攻撃	無教養型 ＝ 福祉依存

夫側の役割：経済的役割・社会的役割・父親的役割・夫的役割・性的役割
妻側の役割：経済的役割・社会的役割・母親的役割・主婦的役割・性的役割

――― は強い役割
……… は弱い役割

注：わが国ではⅠ型とⅡ型が多い。
＊AA：アルコール依存症の自助グループ
＊＊Al-Anon：アルコール依存症者の家族の自助グループ

表 5-2 アルコール依存症を夫にもつ妻のタイプ（Whalen, 1953）[6]

(1) 被害者的妻	自罰的，人生を悲惨にする夫を選ぶ
(2) 支配者的妻	弱々しい夫を選び，支配したがる
(3) 依存的妻	愛されたい欲求が強い
(4) 処罰的妻	道徳的，処罰的妻

注：1970年以前は，わが国では(1)が多かったが，最近では(2)が増えている。

表5-3	アルコール依存症の家族の変化 (Jackson, 1954)[2]

段階	特徴
1	問題を否認
2	問題を隠す
3	家庭の混乱
4	家庭内役割の変化, 別居もある
5	問題からの逃避
6	依存症者を除く他のメンバーの再構成
7	依存症者を含めた家族全体の再構成

2. アルコール依存症患者の家族への対応

アルコール依存症患者のいる家族の治療について, アメリカでは「家族療法」(family therapy) といって家族全員を対象に各メンバーの気持ちを受容し, 図3-2 (p.21) に示す家族の凝集性や役割の適応性についての改善をねらう治療法がさかんである。

しかし, わが国では, マリッジカウンセリング (夫婦のあり方の治療) やアルコール依存症患者の配偶者を集めた「家族会」が中心に行われている。表5-4 は, 榎本 (1984)[1] によるマリッジカウンセリングの過程を示したものである。

また, アルコール依存症患者をもつ家族の協力のあり方として, 表5-5 に示すものがあげられる。

一般に, 連続飲酒後, アルコール依存症患者に過労がみられたとき, 複数の家族メンバーで病院に行くことを勧めるのが望ましい。病院においては, 主治医が, 身体の障害に応じて入院か通院かを判断していく。自傷他害のおそれ, 病的酩酊, 妄想があるかなどをみて, 医療保護入院となることもある。

表5-4 アルコール夫婦の治療（変容）過程（榎本，1984）[1]

段階	夫	妻
第1段階	◆困惑期 ・オレはアルコール依存ではない ・治療拒否	◆困惑期 ・夫が加害者で妻は被害者 ・家族教室に出席拒否 ・否定的拒否的感情
第2段階	◆学習期 ・勉強会・断酒会に出席 ・患者相互の学習	◆洞察期 ・カタルシス* ・夫は加害者であり被害者 ・妻は被害者であり加害者 ・夫婦間の疎通性欠如，ズレに気づく
第3段階	◆洞察期 ・オレはアルコール依存だ ・断酒への傾斜	◆学習期 ・素面の夫との接触 ・夫の心・気持ちを知りたがる ・学習への意欲 ・学習会出席，情報収集
第4段階	◆行動期 ・新しい夫婦関係への模索 ・人間的出会い ・具体的行動への支援 ・夫婦で断酒会に出席	

＊「カタルシス」とは，浄化作用を意味しており，表現することをいう

表5-5 家族の患者への協力のあり方

(1) 「今のあなたをみていると身体が心配だ」「家族にとってあなたは必要です」と言う
(2) 飲酒について説教したり，酒を隠したりしない
(3) 患者のプライドを傷つけない
(4) 自分自身の人生を大切にする
(5) （断酒できることを）あきらめない
(6) アルコール依存症について知識を得る
(7) 自分自身を変えていく
(8) 酔いの後始末をやめる
(9) 暴力から逃げる
(10) 患者を問題に直面させる
(11) 自分たち家族メンバーの相談相手をみつける
(12) 患者が飲酒した際，関わりをもたない

● 文　献

1) 榎本稔:「家族全体の病」としてのアルコール家族．新福尚武編：アルコール症の精神療法．金剛出版, 1984.
2) Jackson, J. K.: The adjustment of the family to the crisis of alcoholism. Quarterly Journal of Studies Alcohol, 15, 1954.
3) James, J. E. and Goldman, M.: Behavior trends of wives of alcoholics. Quarterly Journal of Studies Alcohol, 32, 1971.
4) MacDonald, D. E.: Mental disorders in wives of alcoholics. Quarterly Journal of Studies Alcohol, 17, 1956.
5) Orford, J. et al.: The cohesiveness of alcoholism-complicated marriages and its influence on treatment outcome. British Journal of Psychiatry, 128, 1976.
6) Whalen, T.: Wives of alcoholics, four types observed in a family service agency. Quarterly Journal of Studies Alcohol, 14, 1953.
7) Wiseman, J.: Alcohol and women. NIAAA Research Monograph, 1, 1980.
8) 安田美弥子：子供の問題．榎本稔, 安田美弥子編：テキストブック　アルコール依存症．太陽出版, 1996.

6章
年齢と性差

1. 年齢別にみたアルコール依存症の特徴

アルコール依存症を10歳代，20歳代，30歳代の青年期群と，40〜60歳までの中年期群，60歳以上の老年期群の3群に分けた場合，各特徴に違いがみられる。発症数のうえでは，圧倒的に中年期群が多く，最近では老年期群が増加している。

青年期群は，アメリカに多く，わが国では女子のアルコール依存症が増加している。青年期の場合，多量飲酒することによって4〜5年でアルコール依存症に陥りやすい。鈴木(1996)[10]によれば，青年期群は，無気力群，女子に多い摂食障害群，シンナー吸引を伴う群の3つに分けられるという。Cloninger (1981)[3]は，青年期群には，10歳代より飲酒を始め，反社会的行動を示す者が多いという。

筆者の経験から，シンナーや覚醒剤などの薬物依存もあるアルコール依存症は青年期群に多く，これらは，いわゆる「境界例」(borderline case) と診断されることが多い。表6-1は，境界性パーソナリティ障害の診断基準である。また，中年期アルコール依存症と比較したものが表6-2である。

青年期のアルコール依存症の治療は，個人心理療法が効果を示すことが多い。その治療は長期に及ぶことが多いが，親子関係上の自立や「自我同一性」(ego identity) の確立がねらいとなる (→ p.101 ケース❾)。

一方，アルコール依存症の中核となる中年期群は，今までの生き方に後悔や反省が強くなるという特徴がみられる。長尾(1990)[9]は，「中年期の危機」(midlife crisis) を，40歳代から50歳代にかけて身体や社会的役割などの外的変化とともに自らの体力や諸能力の限界の認識と永遠の自己拡散欲求との心的葛藤が生じ始め，それまでの自分の生き方の後悔や反省の執着や一時的に時間的展望が希薄になる状態と定義し，中年期の危機状態尺度 (p.110) を作成し，こ

表6-1 境界性パーソナリティ障害の診断基準 (DSM-IV, 1994)[1]

対人関係,自己像,感情の不安定および著しい衝動性の広域な様式で,成人期早期に始まり,種々の状況で明らかになる。以下のうち5つ(またはそれ以上)で示される。

1. 現実に,または想像の中で見捨てられることを避けようとするなりふりかまわない努力。
   注:基準5で取り上げられる自殺行為または自傷行為は含めないこと。
2. 理想化とこき下ろしとの両極端を揺れ動くことによって特徴づけられる不安定で激しい対人関係様式。
3. 同一性障害:著明で持続的な不安定な自己像または自己感。
4. 自己を傷つける可能性のある衝動性で,少なくとも2つの領域にわたるもの
   (例:浪費,性行為,物質乱用,無謀な運転,むちゃ喰い)。
   注:基準5で取り上げられる自殺行為または自傷行為は含めないこと。
5. 自殺の行為,そぶり,脅し,または自傷行為のくり返し。
6. 顕著な気分反応性による感情不安定性(例:通常は2~3時間持続し,2~3日以上持続することはまれな,エピソード的に起こる強い不快気分,いらいら,または不安)。
7. 慢性的な空虚感。
8. 不適切で激しい怒り,または怒りの制御の困難(例:しばしばかんしゃくを起こす,いつも怒っている,取っ組み合いのけんかをくり返す)。
9. 一過性のストレス関連性の妄想様観念または重篤な解離性症状。

表6-2 青年期と中年期のアルコール依存症の比較 (鈴木, 1996)[10]

年 齢	青年期	中年期
習慣飲酒開始年齢	未成年から	20代になってから
問題飲酒が始まるまでの期間	短期間	比較的長い
内臓障害	軽い	さまざまな重い障害
脳萎縮・知能低下	軽いが出現	ボケにつながる
自己破壊傾向	強い	少ない

れを用いて健常者とアルコール依存症患者との中年期の危機状態の比較をしている(図6-1,6-2)。図6-1,6-2から,中年期の危機とアルコール依存症とは関連があることがわかる。

最後に,老年期のアルコール依存症の特徴はどうであろうか。

6章 年齢と性差 53

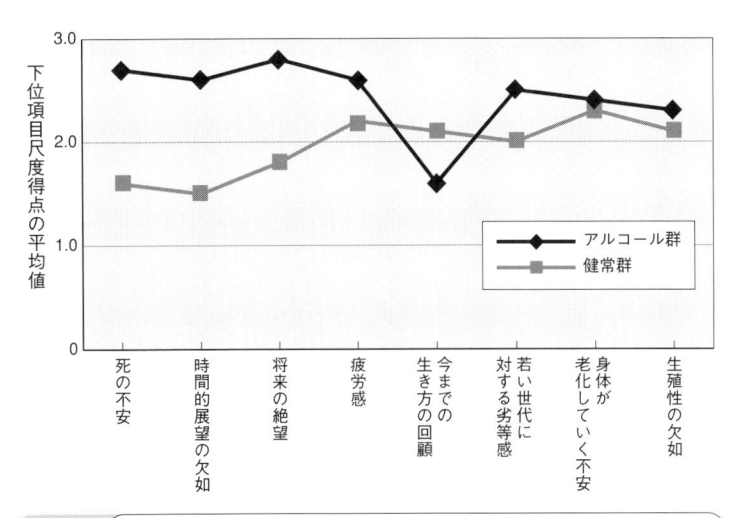

図 6-1 下位項目尺度別のアルコール依存症群と健常群の比較（男性）

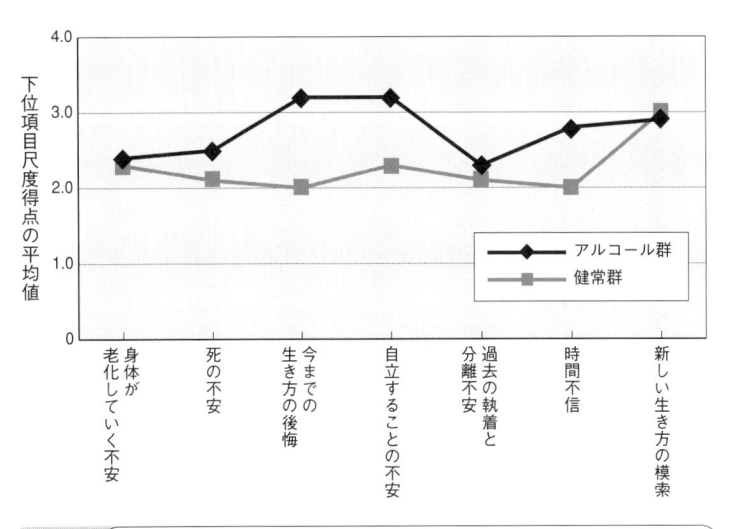

男性の下位項目（左から右）：死の不安、時間的展望の欠如、将来の絶望、疲労感、今までの生き方の回顧、若い世代に対する劣等感、身体が老化していく不安、生殖性の欠如

図 6-2 下位項目尺度別のアルコール依存症群と健常群の比較（女性）

女性の下位項目（左から右）：身体が老化していく不安、死の不安、今までの生き方の後悔、自立することの不安、過去の執着と分離不安、時間不信、新しい生き方の模索

表6-3 老年期アルコール依存症の特徴（堀井，1996）[7]

型	Aタイプ	Bタイプ
タイプの名称 （Zimbergによる）	老年期前発症型 早発型（early onset）	老年期発症型 遅発型（late onset）
常飲開始年齢 問題飲酒年齢	青年期または中年期 青年期または中年期	青年期・中年期・老年期 老年期
人数（割合）	1/2〜2/3	1/3〜1/2
診断	アルコール依存症が多い パーソナリティ障害を伴いやすい	アルコール精神病が多い うつ病・認知症の合併が多い
社会的状況	悪い者が多い（離婚・無職） 経済的問題が多い	社会的変化の影響が大きい （孤独や空虚など）
飲酒による問題	社会的問題が多い	比較的少ない
合併身体疾患	肝障害・心筋障害の合併が多い	肝障害の合併が多い傾向
断酒率	断酒はむずかしい 青年期発症の者はとくに悪い	比較的よい
死亡率	青年期発症は早期に死亡	0.5〜10年死亡率は約50％

Zimbergら（1978）[11]は，老年期以前よりアルコール依存症が生じているAタイプの老人と，老年期にアルコール依存症となるBタイプの老人があることを指摘している。

堀井（1996）[7]は，表6-3のように，AタイプとBタイプとの比較をして整理している。一般にAタイプのほうが治療が困難であることが多く，Bタイプは趣味や生きがい，家族関係の再調整，ボランティア活動を行うことなどによって断酒できることもある（→p.101 ケース❾）。

2. 女性のアルコール依存症の特徴

男性とは異なった女性のアルコール依存症の特徴を，表6-4に示す。

女性のアルコール依存症の場合，生理前になると多量飲酒したり，

表 6-4	女性アルコール依存症の特徴（Goodwin, 1981）[4]

(1) かなり高齢になっても発症しやすい
(2) 多量飲酒前にうつ状態であることが多い
(3) 男性よりも重篤である
(4) 悲惨な幼児期の外傷体験があることが多い
(5) 家族内にアルコール依存症がいたことが多い
(6) 痛み止めや精神安定のために飲酒することが多い
(7) ライフイベント，例えば離婚，親の死，身体の病になったなどから多量飲酒しやすい
(8) 子ども時代は従順で，成人して反抗的となりやすい
(9) 中年期以後や男性の友人からの影響によって飲酒しやすい
(10) 飲酒後，大きなパーソナリティの変化が生じやすい

人間関係上で悩みやトラブルが生じた際に飲酒したり，あるいは短期間，例えば6年間以内で発症しやすいという特徴がある。また，アメリカでは，有職女性に多いが，わが国では主婦が発症しやすい。

比嘉（1996）[6]は，女性アルコール依存症の発症年齢とタイプ分けを整理している（図6-3）。これらのタイプのうち，40歳代の「空の巣」（empty nest）タイプが最も多く，生きがいをいかにしてみつけていくかが課題であると思われる（→p.103 ケース⓫）。

また，女性アルコール依存症は，従来から「女性役割」（gender role）の問題，つまり女らしさの形成の問題と関連があるといわれてきた。例えば，比嘉（1979）[5]は，次の3つのタイプがアルコール依存症になりやすいことを説いている（→p.104 ケース⓬）。

① 男性役割志向型（男まさりタイプ）
② 女性役割強調型（フェミニストタイプ）
③ 女性役割破綻型（女らしさに悩むタイプ）

長尾（1987）[8]は，Beckman（1978）[2]の女性アルコール依存症は意識水準と無意識水準とで女性らしさの矛盾した内容があるから生じているという仮説を検証するため，心理テストを用いて女性アルコー

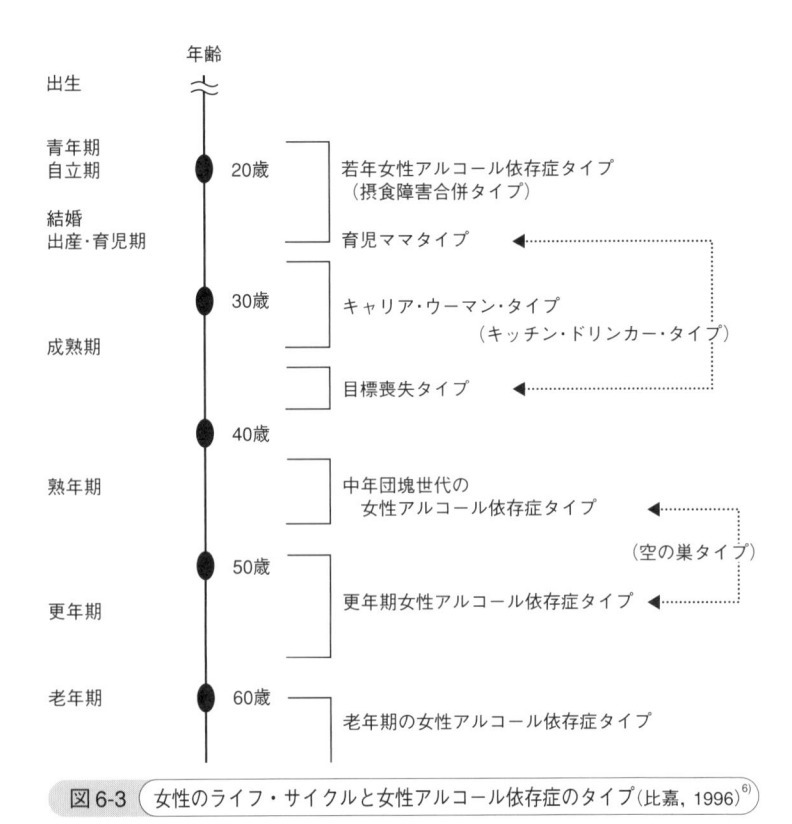

```
出生
            年齢
            ～
青年期
自立期      20歳 ── 若年女性アルコール依存症タイプ
                    （摂食障害合併タイプ）
結婚
出産・育児期      ── 育児ママタイプ ◀┄┄┄┄┄┄┄┐
            30歳 ── キャリア・ウーマン・タイプ    ┊
成熟期                （キッチン・ドリンカー・タイプ）┊
                 ── 目標喪失タイプ ◀┄┄┄┄┄┄┄┘
            40歳
熟年期           ── 中年団塊世代の
                    女性アルコール依存症タイプ ◀┄┄┐
                                （空の巣タイプ）┊
            50歳
更年期           ── 更年期女性アルコール依存症タイプ ◀┄┘
            60歳
老年期           ── 老年期の女性アルコール依存症タイプ
```

図 6-3 女性のライフ・サイクルと女性アルコール依存症のタイプ（比嘉, 1996）[6]

ル依存症群，女性覚醒剤依存症群，女性健常群の3群の比較を行っている。結果は，表6-5のとおりであり，わが国では，意識水準においては男性的で，無意識水準においては女性的なタイプの者がアルコール依存症に多いことが明らかにされている。

表6-5 性役割同一性の4つのタイプ（長尾, 1987）[8]

長尾の結果（1987）				
群＼型	uc - m・c - f	uc - f・c - m	uc - m・c - m	uc - f・c - f
N群	37.8% (9)	8.3% (2)	20.8% (5)	33.3% (8)
A群	8.0% (2)	60.0% (15)	20.0% (5)	12.0% (3)
M群	8.3% (1)	25.0% (3)	50.0% (6)	16.0% (2)
Beckmanの結果（1978）				
群＼型	uc - m・c - f	uc - f・c - m	uc - m・c - m	uc - f・c - f
N群	13.2% (15)	14.9% (17)	0.1% (1)	71.1% (81)
A群	25.0% (28)	6.3% (7)	2.7% (3)	66.0% (74)
T群	16.4% (19)	6.0% (7)	5.2% (6)	72.4% (84)

注：( )内は人数を示す。

N群：健常女性群　　A群：女性アルコール依存症　　M群：女性覚醒剤依存症群
T群：女性神経症群
uc：無意識水準　　c：意識水準　　m：男性性　　f：女性性

● 文　献

1) American Psychiatric Association: Quick Reference to the Diagnostic Criteria from DSM-Ⅳ, 1994.（高橋三郎, 大野裕, 染矢俊幸訳：DSM-Ⅳ精神疾患の分類と診断の手引き. 医学書院, 1995.）
2) Beckman, L. J.: Sex role conflict in alcoholic women. Journal of Abnormal Psychology, 87, 1978.
3) Cloninger, C. R., Bohman, M. and Sigreardsson, S.: In heritance of alcohol abuse. Archives of General Psychiatry, 38, 1981.
4) Goodwin, D. W.: Alcoholism the Facts. 1981.（太田保之, 林田健太郎訳：アルコール症の事実. 星和書店, 1988.）
5) 比嘉千賀：女性と飲酒. 斎藤学, 柳田知司, 島田一男編：アルコール依

存症. 有斐閣, 1979.
6) 比嘉千賀：女性とアルコール依存症. 榎本稔, 安田美弥子編：テキストブック アルコール依存症. 太陽出版, 1996.
7) 堀井茂男：老年期のアルコール依存症. 榎本稔, 安田美弥子編：テキストブック アルコール依存症. 太陽出版, 1996.
8) 長尾博：女性アルコール依存者と女性覚醒剤依存者の性同一性様態に関する調査研究. 臨床精神医学, 16, 1987.
9) 長尾博：アルコール依存症者と健常者との中年期の危機状態の比較. 精神医学, 32, 1990.
10) 鈴木健二：若年のアルコール依存症. 榎本稔, 安田美弥子編：テキストブック アルコール依存症. 太陽出版, 1996.
11) Zimberg, S., Wallace, J. and Blume, S. B. (ed.): Practical Approaches to Alcoholism Psychotherapy. Plenum Press, 1978.

7章 治療

1. アルコール依存症患者の何を変えていくのか

アルコール依存症患者の治療目標は，当然，断酒できるようになることであるが，断酒実践は容易ではない。

断酒実践のためには，治療者は，アルコール依存症患者の何を変えていく必要があるのかを熟知しておく必要がある。

一般にアルコール依存症患者やその治療者，またその家族は，患者が「節酒していけるのではないか」という幻想をもっていることが多い。しかし，筆者の臨床経験上，節酒できた患者にはまだ会ったことがない。斎藤（1979）[3]によれば，アルコール依存症患者の中で節酒できる確率は，わずか3～5％であるという。したがって，アルコール依存症患者はまず、節酒できるという幻想を捨てるべきである。

3章～6章までで述べてきたように，アルコール依存症は，「心の病」であることがわかる。アルコール依存症患者が断酒実践を果たすには，表7-1に示すように，自らの行動や考え方を変えていく必要がある。

表7-1　アルコール依存症患者が変えていくべき点

(1) 行動の変化
　a「人間関係」が大切なこと
　　ヒトは，ひとりでは生きていけないこと
　　他者を愛すること
　　他者へ依存しないこと
　b「自分自身」を変えていくこと
　　素直さ，謙虚さ，反省すること
　　感謝の心，我を捨てること
(2) 考え方の変化
　　自分のために生きていくことだけでなく，他者や社会のために生きていくことに「価値」をおくこと

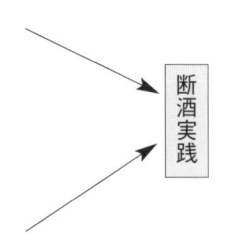

→ 断酒実践

表7-1の内容は，筆者の臨床経験や断酒会，AA，あるいは「内観療法」などの考え方に基づいている。このことから，表7-1は，アルコール依存症治療における命題ともいえる。

2. 初回面接の方法

初回面接においては，患者が酩酊状態ではないことを確認して面接を行うことが必要である。

自主来談か無理やりに連れてこられたのか，はじめての治療なのか，何度も治療経験があるのかによって，面接へ導入の方法も変わってくる。

一般に初回には，家族と同席した面接を行わないほうがよい。最初に患者本人と面接を行い，あとで家族の面接を行うことが望ましい。

面接をどのような役割の者が行うか（例えば，最初は精神科医，次にケースワーカー，さらに臨床心理士などの順番で）という検討は，その病院の治療方針によって異なると思われる。

面接者は，冷静にしかも少し距離をおいて接することが望ましい。アルコール依存症患者は一般に「依存性」が強いため，面接では「依存性」を強化させない距離のとり方が重要である。また，面接時間も長時間は望ましくなく，40分～1時間がよいと思われる。

初回面接の目的は，患者とのラポール（rapport），つまり心を開いた信頼関係の形成と治療への導入であり，患者のアルコール依存症であることへの「否認」と真正面から対決をせず，患者に「家族」「仕事」「命」の大切さを説くことが重要である。少なくとも「アルコール依存症は進行性の病気であり，断酒が治療目的であり，そのためにこれからいろいろなことをしていきましょう」という導入が必要である。

患者がアルコール依存症かどうかの診断方法については，2章で

表7-2	アルコール依存症患者へのインテーク面接内容

(1) 氏名,性別,年齢
(2) 職業,無職であれば最後に仕事をした年齢
(3) 住所
(4) 来談の経緯(自主来談,連れて来られた,紹介による,など)
(5) 出生地と幼児期のエピソード
(6) 小学校時,どんな子どもだったか
(7) 中学校時,どんな子どもだったか
(8) その後の学歴,職歴について
(9) 家族(定位家族)　　　　　　(生殖家族)

　　　父
　　　┣━━
　　　母

　親子関係はどうだったか　　　夫婦関係はどうか
　きょうだいとの関係は　　　　離婚歴はあるか
(10) 最初の飲酒はいつか
(11) 現在,飲酒したらどのような状態になるか(問題飲酒,眠るだけ,何の変化もない,など)
(12) 飲酒にまつわる治療歴(入院歴)
(13) 今の精神的・身体的主訴(不眠,うつ,食欲不振,ふるえ,幻聴,妄想,身体的痛み,など)
(14) 自分はアルコール依存症と思っているかどうか
(15) 断酒する気持ちはあるかどうか(大きい,少しある,全くない,など)

ふれている(p.12)。

　インテーク面接(intake interview),つまり患者を治療へ導く初回面接における質問を,表7-2に示す。

3. 各種療法の特徴

　アルコール依存症の治療に関して,VoegtlinとLemere (1942)[9]は,どのような療法が最も有効的かはまだ確立されていないという。しかし,現在では,

① 内科医による身体疾患の治療
② アルコール依存症を専門とする病院での集団心理療法（group psychotherapy）を中心とするARP（alcoholism rehabilitation program）の実施
③ 入院治療から外来治療，あるいはデイナイトケアへの移行
④ 断酒会やAAの参加
⑤ グループホームでの居住

など多面的治療が有効であるといわれている。

アルコール依存症に対する臨床の歴史から，その治療は表7-3に示す3通りの方法に限定される。

どの治療を行うにしても，患者自身がアルコール依存症であることを認め，治療をしたいという動機づけがないことには効用はない。この治療への動機づけを高めるためにも，頭ごなしに断酒を説くより，アルコール依存症患者が変えていくべき内容（表7-1）を理解させて説いたほうがよい。

（1）抗酒剤の服用

表7-3の抗酒剤の服用は，アルコール依存症であるという病識があり，治療意欲が強い患者のみに有効である。もちろん，治療者は患者に，抗酒剤を服用して飲酒すると頻脈，悪心，発汗，顔面紅潮，動悸などの症状が生じることを説明しておくべきである。また，「行動療法」（behavior therapy）のうちの「嫌悪療法」として，飲

表7-3 アルコール依存症の治療法

（1）抗酒剤の服用	→ 断酒実践
（2）病院で心理療法を行う	→
（3）断酒会あるいはAAに通う	→

酒と抗酒剤服用を条件づけて断酒させていく方法もある（→p.105 ケース⓭）。

(2) 心理療法について

アルコール依存症の「心理療法」（psychotherapy）の方法を表7-4に示す。

(1)の「集団心理療法」は古くから，「個人心理療法」（individual psychotherapy）よりもアルコール依存症に有効であるといわれている。その理由として，治療者の「逆転移」（countertransference），つまり治療者の個性が回避されやすいこと，患者の対人関係の問題が治療実施中に生じやすいこと，患者同士で支え合えること，断酒できた患者をお手本に模倣ができること，などがあげられる。

方法は，週1回，各60～90分間程度，患者20名程度で行い，各セッションで話した内容は秘密厳守するというものである。

その内容は，アルコール依存症という病気の知識を得ることや酒害についてなど教育的内容が濃いものから，自由な討議をさせて感情的交流を図るものまで幅広い。当然，ねらいは断酒であり，患者同士で断酒実践を高め合うことである。

集団心理療法では，アルコール依存症の教育に重点をおいた方法として，表7-5のようなテーマを示して行うこともある。

また，集団心理療法の利点として，表7-6のようなものがあげられる。

表7-4　アルコール依存症の心理療法

(1) 集団心理療法：複数の患者
(2) 個人心理療法：患者のみ，治療者と1対1
(3) 家族療法：患者の家族も含む
(4) 内観療法：患者のみ
(5) 行動療法：患者のみ

次に表7-4の(2)個人心理療法の治療者については,とくに精神分析療法の教育を受けた者が望ましいと筆者は考えている。

アルコール依存症患者に対する個人心理療法の対象者は,おもに青年期の患者や女性患者,神経症的葛藤が強い男性患者であることが多い。外来治療が多く,週1回1時間程度で,薬物療法を併用し

表7-5	集団心理療法でとりあげるテーマ

・不眠	・断酒会とAA
・食欲	・生きがいについて
・金の使い方	・今,どれだけ飲めるか
・ブラックアウト	・飲酒についてのイメージ
・連続飲酒	・最初の飲酒の思い出
・淋しさ	・趣味
・アルコールで失ったこと	・人間関係
・離脱症状	・人の目
・母について	・自分の青年期
・父について	・信じること
・きょうだい関係	・待てるかどうか
・アルコールの誘惑	・依存性
・老化	・暇なときの過ごし方

表7-6	集団心理療法の利点 (重盛, 1989)[6]

(1) アルコール依存症者たちは長年の逃避的飲酒により,情緒的に他者から孤立しているので,仲間集団との交流を介して,この孤立を打破する必要がある。
(2) アルコール依存症者の治療者に対する"もたれかかり"は強烈であって,個人心理療法的に受け止めきれないことがある(G.T.的に接したほうが危険な行動化が少ない)。
(3) 多くのアルコール依存者は「人前で自分のことを話せない」等の理由で断酒会やAAへの出席を拒否する。G.T.はこれらへの導入を容易にする。
(4) アルコール依存症者にとって他人に「アル中」のレッテルを貼られることは最大の苦痛であるが,G.T.内ではこの苦痛が減る。「断酒に成功しているアル中」はむしろ英雄視され,"酒害"に理解のない「世間の人々」より高く評価される。
(5) 個人心理療法に比べ,経済的である。

注:G.T.は集団心理療法のこと。

たり，断酒会や AA へ通わせながら行うことが多い。

その治療過程と治療者の態度を整理したものが表 7-7 である。

表 7-4 の (3)「家族療法」については 5 章でふれているが，この療法を行う前提として，Bowen (1974)[1]が，「家族メンバーは，他のメンバーと関わって彼らを具合よくさせる 1 つの部分を演じ，時には症状や病を発生させるような 1 つの部分を演じる。家族メンバーの演じるこの部分なるものが，各人の自分自身である」という「家族システム」(family system) の見地がある。

家族療法を行う治療者がアルコール依存症をもつ家族メンバーに

表 7-7 個人心理療法過程と治療者の態度

	治療過程	治療者の態度
I 期	ラポール形成 病識の形成 患者の葛藤の明確化	・心理的距離のとり方に留意する ・積極的に出る ・ノンバーバル交流が中心となる
II 期	患者に葛藤内容を直面させる	・やや冷静に，やや距離をおいて ・患者を支える ・患者のアンビバレンス[1]を受容する
III 期	飲酒行動と葛藤内容との関係を明らかにさせる	・治療者の逆転移[2]に留意する ・焦らない ・解釈[3]しすぎない
IV 期	転移感情[4]が治療者へ生じていることに気づかせる	・逆転移[2]に留意して患者の転移感情[4]を解釈していく
V 期	幼児期の親子関係のあり方と飲酒行動との関係を明らかにする	・患者を支えていく ・患者を見捨てない
VI 期	現実生活上のチェックをしていく，断酒の自発性が生じていくかをみていく	・現実生活上の患者のつらさを受容し，勇気の必要性を説く

注 1)「アンビバレンス」：両価感情ともいい，同一対象に相反する感情や意見が生じること。
注 2)「逆転移」：治療者が患者に示す個性や特別な感情のことをいい，それは治療者自身の幼児期の親子関係からきている。
注 3)「解釈」：患者の述べたことばの内容や態度について，治療者が患者の無意識的な願望や防衛機制として理解し，それを患者へことばで伝えること。
注 4)「転移感情」：患者の幼児期の親への感情や関係のパターンが治療者へ向けられる内容のこと。

助言する内容としては表7-8の項目があげられ，治療者の家族への介入の方法としては表7-9に示す内容があげられる。

次に，表7-4の(4)「内観療法」とは，吉本伊信 (1965)[11]によって創始されたアルコール依存症に適用されやすい療法のことをいう。

その方法は，日常内観と集中内観とに分けられ，集中内観は，1週間，1日15時間30分，屏風によって遮断された場所でひとり座り，自らの今までの生き方を想起させ，おもに「母」から「しても

表7-8　家族メンバーに示す治療者の助言 (斎藤, 1984)[4]

(1) 患者に対する思いこみを捨てる。白紙でみていく
(2) 患者を子ども扱いしない
(3) 患者ばかりに注意しないで自分自身をみていく
(4) 同じ問題をもった家族と交流をはかる
(5) 断酒させるために脅したり，懇願しないこと
(6) 患者を監視しないこと
(7) 患者の不始末は自分でさせること
(8) 患者の行動に一喜一憂しないこと
(9) 有言実行し，できないことは患者に言わないこと
(10) 患者の問題点についてタイミングをみて直視させる
(11) 患者の暴力に屈しないこと。近隣や警察の助けを求めること
(12) 病院へ過剰な期待をしないこと

表7-9　家族介入の方法 (斎藤, 1985)[5]

(1) 治療者は，できるだけ多くの家族メンバーと会う
(2) 家族メンバーの中から最も精神的に健康な者を選び，そのメンバーを直言者とする
(3) 治療者は，直言者に対して表7-8の内容を伝え，その内容が家族全員に伝わるようにする
(4) 家族がなごやかになったとき，家族メンバーによる患者への直面化をはかる
(5) 患者の「飲酒問題行動リスト」を家族メンバー全員に日時にそって書かせる
(6) 直言者を中心に患者に治療を受けることを勧める。家族メンバーは，患者に上記のリストを見せる
(7) 治療者は，直言者を支えていく

らったこと」「して返したこと」「迷惑をかけたこと」を整理させるものである。集中内観中，指導者が2時間おきに3～5分間の面接をして患者の内観を支え，整理してあげる。アルコール依存症であることを否認し，病識が乏しい外罰的な患者には，内観によって「感謝の気持ち」が生まれるので有効であると思われる。

村瀬(1978)[2]は，内観療法の有効性として，

① 愛されているとの認識
② 責任の自覚
③ 責任と自我同一性の確立が生じること

をあげている。

最後に，表7-4の(5)「行動療法」とは，心の内面の変化をめざすのではなく，具体的な行動や感情の変化をめざす療法のことをいう。欧米では，アルコール依存症に対してこの療法を多く行っているが，わが国では実施例が少ない。

具体的方法としては，表7-10に示す内容があげられる。

表7-10の「嫌悪療法」とは，抗酒剤についての説明の部分で述べたように，飲酒した際，電気ショックや抗酒剤によって身体的ショックを与えて飲酒の回避を学習させるものである。また，飲酒し

表7-10 行動療法の具体的方法 (鈴木，1984)[7]

モード	障害	行動療法の種類
行動面	過剰あるいは不適切な飲酒	・嫌悪療法 ・コンティンジェンシーマネージメント・セルフコントロール法 ・血中アルコール濃度自己認知訓練
感情面	社会的恐怖反応	・系統的脱感作
感覚面	不安，緊張	・弛緩訓練 ・バイオフィードバック
対人面	主張ができない 酒を断われない	・主張訓練

た際の悪い心的イメージを何度も学習させて飲酒を回避させる療法もある。

「コンティンジェンシーマネージメント」（contingency management）とは，飲酒しなかった場合にある報酬を与え，飲酒した場合に罰を与えて断酒を学習させる方法である。

「血中アルコール濃度自己認知訓練」とは，飲酒量と血中アルコール濃度との関係を，飲酒させながら濃度をフィードバックして，どの程度飲酒すれば酩酊状態となるかを学習させる方法である。

また，「系統的脱感作」（systematic desensitization）とは，患者に不安を生じさせる場面の段階を作成させて，その場面ごとに「弛緩訓練」（relaxation）をさせる方法である。この「弛緩訓練」とは，緊張をほぐす訓練のことをいう。また，「黙想」（meditation）も効果があるといわれる。

「バイオフィードバック」（biofeedback）とは，脳波を測定できる機器によって患者が練習している弛緩の状態をフィードバックして緊張をほぐしていく方法のことをいう。

「主張訓練」（assertive training）とは，飲酒への誘惑があった際，拒否ができない患者に対して自己主張できる訓練を行ったり，断わる場面のビデオを見せたり，お手本となる患者が断わり方のモデルを示したりして断わることの練習を行う方法のことである。

(3) 断酒会と AA

病院を退院したあと，断酒ができず入退院をくり返す点がアルコール依存症の特徴である。入退院をくり返し，「ホスピタリズム」（hospitalism），つまり病院依存を防ぐ意味から，断酒会や AA（alcoholic anonymous）への参加が必要となる。

断酒会は，「断酒友の会」（1953（昭和 28）年発足）と「高知県断酒新生会」（1958（昭和 33）年発足）の 2 つの会の合流によって，

1963(昭和38)年に「全日本断酒連盟」が結成されたことから始まる。現在では，全国670の断酒会が組織化され，会員は5万人にのぼるという。定期的に会員が集まって行われ，酒害相談や会員の体験談が活動の中心である。

一方，AAは，アメリカの2人のアルコール依存症者によって1935年に始まった。AAでは，会員は匿名となっており，ミーティングは定期的に行われ，表7-11に示す12のステップをふんで断酒をめざす。世界の95カ国がAAに参加しており，約100万人の会員がいるといわれている。わが国には，1974年頃，紹介されたという。

表7-11 AAの12のステップ

(1) われわれはアルコールに対して無力であり，生きていくことがどうにもならなくなったことを認めた。
(2) 自分自身より偉大な力が，われわれを正気に戻してくれると信じるようになった。
(3) われわれの意志と生命を，自分で理解している神，ハイヤー・パワーの配慮にゆだねる決心をした。
(4) 探し求め，恐れることなく，生きて来たことの棚卸表を作った。
(5) 神に対し，自分自身に対し，いま一人の人間に対し，自分の誤りの正確な本質を認めた。
(6) これらの性格上の欠点をすべて取り除くことを，神にゆだねる心の準備が完全にできた。
(7) 自分の短所を変えてください，と謙虚に神に求めた。
(8) われわれが傷つけたすべての人の表を作り，そのすべての人たちに埋め合わせをする気持ちになった。
(9) その人たち，または他の人びとを傷つけない限り，できるだけ直接埋め合わせをした。
(10) 自分の生き方の棚卸を実行し続け，誤った時は直ちに認めた。
(11) 自分で理解している神との意識的触れ合いを深めるために，神の意志を知り，それだけを行っていく力を，祈りと瞑想によって求めた。
(12) これらのステップを経た結果，霊的に目覚め，この話をアルコール依存症者に伝え，また自分のあらゆることに，この原理を実践するように努力した。

また，アルコール依存症者の家族の会のことを「アラノン」（Al-anon）といい，アルコール依存症の子どもの会のことを「アラティ

表7-12 断酒会とAAの比較(田中，1988)[8]

項　目	断酒会	AA
1. 定義	自らの意志で酒を断とうとする酒害者グループ（会）	自らアルコール依存症者であると認めている人々の団体
2. 歴史	1953年，AAの影響をうけて断酒友の会が発足したことに始まる	1935年，ボブとビルがアクロンの町に出会ったことに始まる
3. 構成員	みずからの意志で酒を断とうとする酒害者	酒をやめたい意欲があるアルコール依存症者
4. 技術的側面	①アルコール依存症は病気ではない。酒癖である ②酒害者のパーソナリティ特徴は，依存性，万能性，現実否認，逃避性など。無責任・自己嫌悪・後悔なども特徴。反省を要す ③断酒の誓，心の誓，家族の誓 ④断酒道（反省，感謝，報恩）を説く（最終の目標）	①アルコール依存症は肉体の病気。対外的には免罪される。 ②アルコール依存症者に特有なパーソナリティ特徴はない。特有な心理状態，飲酒欲求は病気の症状である。罪悪感をもつ必要なし。しかし神に対する贖罪は必要 ③AAの12のステップの実践（目標の系列） ④ソブライエティ（飲まないで生き続けること）が最終目標
5. 組織的側面	①組織化と階層化 ②役員をおく ③会員制，補助金を受ける ④原理より人を重視	①組織化を否定 ②役員はなく輪番のリーダー ③メンバーの寄金 ④人よりもAAの原理を重視（12のステップと12の伝統）
6. 社会的側面	①有名性 ②医療行政に依存 ③法人化 ④役員の権威化，家元化 ⑤外部に対して意見をもつ	①無名性 ②医療行政とは一線を画す ③サービス機関と地区委員会 ④個人の権威化を拒否 ⑤外部に対して意見をもたない
7. 活動	①断酒例会。オープン集団。とくに妻の参加多し。週1回が原則	①ミーティング。クローズドが原則。オープンは少ない。毎日が原則。12ステップの習得

ーン」（Alateen）といい，それぞれの自助グループがある。

断酒会とAAの比較を，表7-12に示す。

項　目	断酒会	AA
	②酒害相談活動 ③組織活動，祝祭式典等	②緊急サービス ③機関サービス，出版など
8. 対人関係	①例会内の関係，酒害者としては平等。断酒者として多少の不平等 ②例会をこえた関係。組織の上下関係。先輩・後輩 ③家族ぐるみの交流多し	①ミーティングでの情緒交流大。メンバーは平等 ②ミーティングをこえた関係少 ③家族ぐるみの交流少
9. 感情的側面	①集団の凝集性が低い ②酒害者（アルコール依存者）としての同一化は得られる ③成長感はやや得られ難い ④組織への同一化から満足感大	①集団の凝集性が高い ②アルコール依存症者としての同一化がきわめて強い ③成長感が得られやすい ④組織への同一化なし
10. 効率	47都道府県に400断酒会，670支部，4万7000人の会員	95カ国に3万5000以上のグループ，100万人以上のメンバー
11. 満足感	①例会の満足感低く，組織活動の満足感高い ②会員の満足感低く，役員の満足感高いおそれあり	①ミーティングの満足感高い。組織活動も盛んに行われるようになっている ②平等。メンバー間に差別なし
12. 自己啓発性	①初期の進歩感やや少なし。マンネリ感（達成可能の目標系列を示さぬ） ②長期断酒者，役員は人間的成長	①12ステップによる自己啓発感 ②新しいメンバーへの援助による成長
13. まとめ	①断酒道，しかし漠然として効果悪し ②はじめに人ありき。相対的 ③日本的（和風）	①断酒術。明瞭で効率もよい ②はじめに原理（言葉）ありき ③西欧的（洋風） ④都会風

4. アルコール依存症に対するケアネットワークと対応チャート

アルコール依存症患者が病院あるいは断酒会やAAによって断酒できるまでには,患者にまつわるケアのネットワークが必要である。図7-1は,ケアのネットワークを示したものである。

図7-1の①の線は,アルコール依存症者の家族や親戚が困ったときの最初の相談機関として保健所があることを意味する。②の線は,アルコール依存症者やその家族が経済や住居について相談する機関として福祉事務所があることを意味する。③の線は,アルコール依存症者やその家族が,保健所を介して,あるいは直接,病院へ来院することを意味する。④の線は,アルコール依存症者が断酒会や

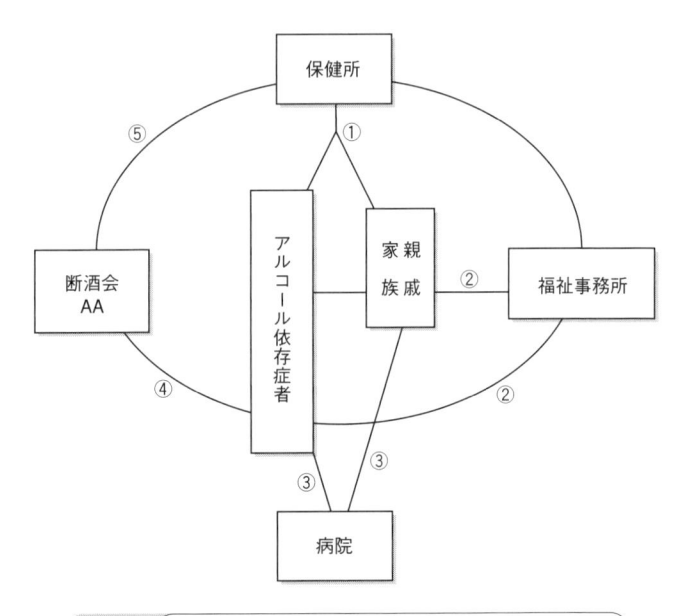

図7-1 アルコール依存症者のケアのネットワーク

AAへ通うことを意味する。⑤の線は、保健所が断酒会やAAに対して集会の場所を提供したりアルコール依存症者を紹介したりすることを意味する。

これまで述べてきたことをまとめて、アルコール依存症患者を断酒へと導く方法の対応手順はどのようになるのであろうか。柳田(1998)[10]による対応チャートを参考にして図示したものが図7-2である。図7-2の内容を詳しく説明したものが表7-13である。

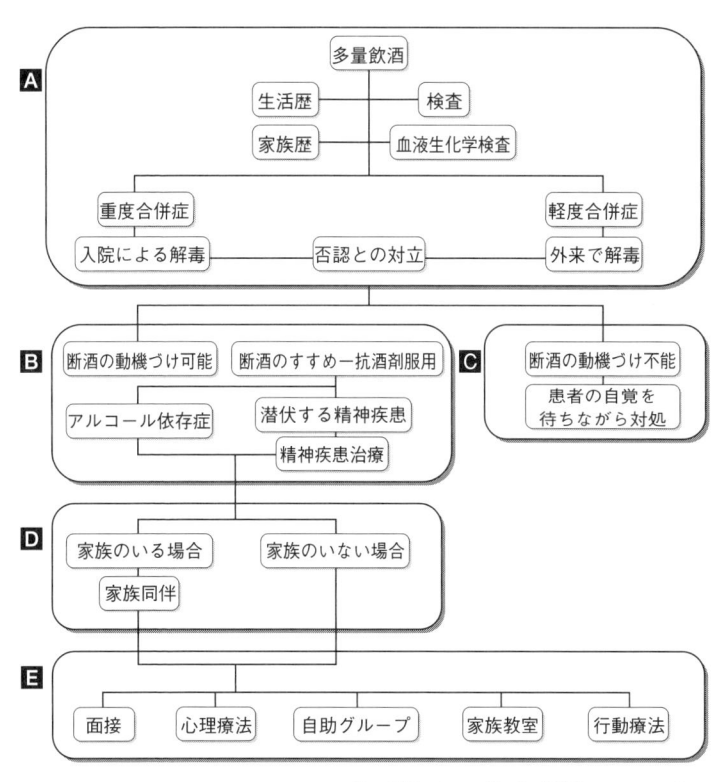

A
- 多量飲酒
- 生活歴 — 検査
- 家族歴 — 血液生化学検査
- 重度合併症 / 軽度合併症
- 入院による解毒 — 否認との対立 — 外来で解毒

B
- 断酒の動機づけ可能
- 断酒のすすめ—抗酒剤服用
- アルコール依存症
- 潜伏する精神疾患
- 精神疾患治療

C
- 断酒の動機づけ不能
- 患者の自覚を待ちながら対処

D
- 家族のいる場合
- 家族のいない場合
- 家族同伴

E
- 面接
- 心理療法
- 自助グループ
- 家族教室
- 行動療法

注:「自助グループ」は、断酒会やAAのこと。

図7-2 アルコール依存症の対応チャート(柳田, 1998)[10]

表 7-13 図 7-2 の説明(柳田, 1998)[10]

A	飲酒問題が，飲酒歴・生活歴などから明確になった場合，本人の入院意思及び合併症の重症度により，入院あるいは外来治療を決定する。たとえ，身体的に重症であっても本人の拒否がある場合には，入院治療を断念せざるを得ない場合がある。
B	自分の飲酒問題の存在を認めると共に，断酒動機（なぜ断酒するのか）がはっきりしておけば，断酒をすすめると共に抗酒剤や自助グループを含めた情報を提供する。なお，うつ病など精神疾患の存在が考えられる場合には，ア症の治療と並行して，精神疾患の治療が必要である。
C	ア症であることを認めようしない場合（否認）には，身体的ケアなど必要に応じて社会資源を利用しながら患者の自覚を待つ。「やめたくない」という人に断酒の必要性を自覚させるためには「時間」と「介入という技術」が必要である。
D	家族がいる場合には，家族同伴での治療が必要である。ア症は「家族の病気」ともいわれる。同伴面接を通じて家族は知識と回復を手に入れることができる。そして家族の回復がア症者の回復を助けていく。
E	〔面接〕は非批判的でア症者の気持ちを十二分に配慮した雰囲気の中でする必要がある。私達は，風呂では何のてらいもなく裸になれるように，ア症者は共感に満ちた雰囲気の中では自己防衛のために幾重にも身につけた鎧（よろい）を脱ぎ始める。 〔心理療法〕により，ア症者は自らのアルコール問題を認めると共に断酒動機すなわち「なぜ断酒しなければならないか」ということを自ら深く掘り下げていく。しかし，断酒動機は時間と共に希薄になり再飲酒の危険が膨れ上がってくるので，断酒動機の強化と維持が必要なのである。 〔自助グループ〕へ喜んで参加しようとするア症者は少ない。しかし多くのア症者が自助グループ（断酒会，AA）で素晴らしい回復を手に入れている。当初は，必要に応じて地域の自助グループの会員の助けを借りて参加を促す必要もある。素晴らしい仲間との出会いは自助グループへの参加を拒否しているア症者の気持ちを変える。自助グループの日程表を繰り返し伝えることが大切である。援助者も必ず自助グループへ一度は参加しておく必要がある。 〔家族教室〕では，家族自身の回復のための方法とア症と共に過ごすために心得ておかなければならないことを学ぶ。当然，ア症について学ぶのである。同じ苦しみをもった家族と共に過ごすことは家族に大きな慰めと勇気を与える。

> 〔行動療法〕の基本理念は，不適応行動はその原因を洞察しなくても変化しうるというものである。「アルコールより素晴らしいものがあるとき，初めて断酒可能になる」という報酬効果仮説から，周囲の人達（アルコールより素晴らしい者としての家族など）のあり方が重要な鍵となる。また，強迫的飲酒欲求からくる飲酒を防ぐためとアルコール問題を毎日確認する意味で抗酒剤（嫌悪条件づけ：飲酒により引き起こされる抗酒剤・アルコール反応）の服用が大切である。

> 補足 「量を減らしたい」という人には，むやみに断酒を強調しないで本人のやり方を認めながら，節酒が不可能であることが明確になるまで信頼関係を損なわないようにつきあっていくのがよい。ただし，信頼関係を重視し過ぎて「操作されない」ように注意すること。ときには「援助しないこと」が「正しい援助」になることがある。なお，飲酒問題を抱えている人達の多くは，一般科を受診しているので連携をとることが重要である。当初から，ア症回復プログラム（ARP）をもつ専門施設にこだわる必要はない。

注）「ア症者」は，アルコール依存症者のこと。

● 文 献

1) Bowen, M.: Alcoholism as viewed through family system theory and family psychotherapy. Annual of New York Academic Science, 233, 1974.
2) 村瀬孝雄：内観療法．現代精神医学大系5A 精神科治療学Ⅰ．中山書店, 1978.
3) 斎藤学：近代医療と異常飲酒行動．斎藤学, 柳田知司, 島田一男編：アルコール依存症．有斐閣, 1979.
4) 斎藤学：アルコール依存の根底にあるもの．新福尚武編：アルコール症の精神療法．金剛出版, 1984.
5) 斎藤学：アルコール依存症の精神病理．金剛出版, 1985.
6) 重盛憲司：アルコール専門病棟とデイ・ケア．斎藤学, 高木敏, 小阪憲司編：アルコール依存症の最新治療．金剛出版, 1989.
7) 鈴木康夫, 船越昭宏：行動療法による治療．新福尚武編：アルコール症の精神療法．金剛出版, 1984.

8) 田中孝雄編：アルコール症. 同朋舎, 1988.
9) Voegtlin, W. and Lemere, F.: The treatment of alcohol addiction. Quarterly Journal of Studies Alcohol, 2, 1942.
10) 柳田公佑：お酒の問題 Q & A. 労働科学研究所, 1998.
11) 吉本伊信：内観四十年. 春秋社, 1965.

8章
予後と予防

1. アルコール依存症の予後

(1) 断酒過程（回復過程）

患者が断酒するきっかけとしては，表8-1のような内容があげられる。このうち，筆者の経験では，母親の死に直面して断酒し始めた者が多いようである。

また，退院後の断酒率をみると，断酒継続時間が短くなっていくことは図8-1からわかる。

表8-2から，退院後，断酒会に参加したほうが断酒継続が長くなることがわかる。

図8-2は，AAが示すアルコール依存症になる過程から回復過程である。

また，斎藤(1985)[6]は，アルコール依存症患者の心理・行動面の回復過程をあげている（表8-3）。

表8-1 断酒するきっかけ

- 入院中の生活の過程で
- 主治医や家族が断酒不可能という反発から
- 患者の死をみて
- 母親の死
- 離婚
- 子どもの励ましによって
- 患者との出会いによって
- 家族からの突きはなしによって
- 辞職・退職
- 主治医による強い警告によって

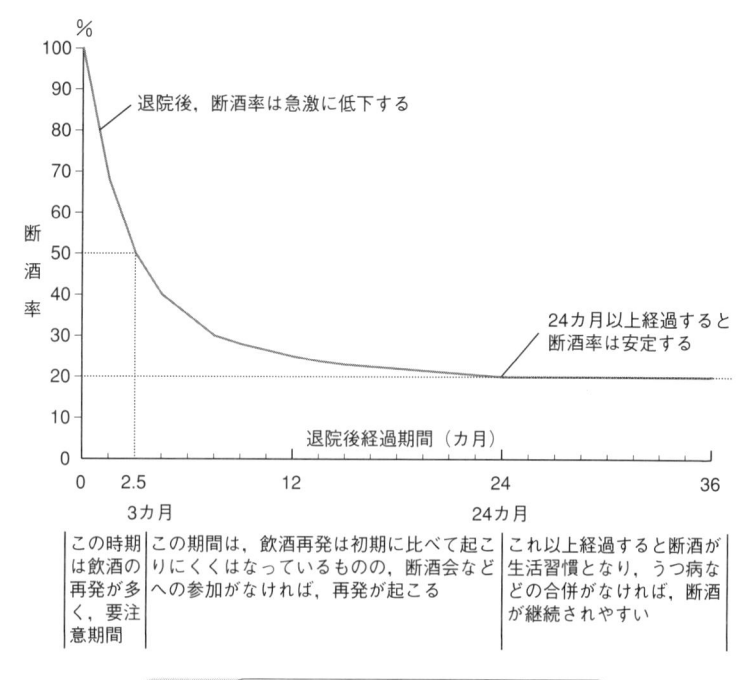

%
100
90 退院後，断酒率は急激に低下する
80
70
60
断 50
酒 40
率 30　　　　　　　　　　　　　24カ月以上経過すると
20　　　　　　　　　　　　　　断酒率は安定する
10
0
　0　2.5　　　　　12　　　　　　　　24　　　　　　　36
　　3カ月　　　　　　　　　　　24カ月
　　　　　　退院後経過期間（カ月）

| この時期は飲酒の再発が多く、要注意期間 | この期間は、飲酒再発は初期に比べて起こりにくくはなっているものの、断酒会などへの参加がなければ、再発が起こる | これ以上経過すると断酒が生活習慣となり、うつ病などの合併がなければ、断酒が継続されやすい |

図8-1　退院後の断酒率の変化（鈴木，1996）[9]

表8-2　断酒期間別にみた「その後の5年間断酒維持率」
―断酒会に参加していると、断酒はどの程度持続しやすいか―（猪野，1996）[3]

分　類	6カ月～2年間断酒していた人	2～3年間断酒していた人	3年間以上断酒していた人
断酒会定着者	55％	92％	95％
断酒会時々参加者	39％	33％	67％
断酒会脱落者	0％	57％	50％

注）％を示した各群（9群）ごとに母集団が異なる。

| 表8-3 | アルコール依存症患者の回復過程（斎藤，1985）[6] |

段 階	説 明
1段階	「どん底」感を味わう（離婚，失業，大病，借金など）
2段階	謙虚さが生じる（行動を修正したり，他者の意見を聞く）
3段階	自分は飲酒をコントロールできないと宣言する
4段階	高望みを捨てて，着実な断酒を歩む

(2) 良い予後と悪い予後

アルコール依存症の予後について，一般には3分の1説が支持されている。つまり，退院後の1年間の調査では，患者の3分の1は断酒しており，3分の1は飲酒をし続けており，残り3分の1はますます飲酒して悪化している，というものである。Gerardら(1962)[1]は，断酒できている患者の中にも，

① 緊張，不安，不満をもっている群（過度に障害された群）が50％，
② 人生と生活の内容が貧困な群（表立たぬが断酒が不完全である群）が25％
③ 成功したAA群が12％
④ 自尊心をもち，パーソナリティの成長がみられる群（自主成功群）が10％

の4群があることを明らかにしている。

わが国の場合，垣田(1979)[4]によれば，11～47％の断酒率であることが示され，それぞれの調査結果にばらつきがあることを指摘している。

予後が良いか悪いかの影響要因としては，すでに強調してきた断酒会やAAに参加しているかどうかが最も大きいが，年齢，社会的・経済的要因，パーソナリティ，入院回数，家族の態度などがあげられる。

左から右に向かって読む

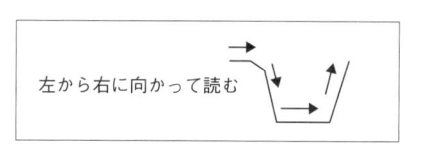

機会的飲酒（時たま何かの機会に飲む）

常習的飲酒（毎日飲む，周期的に飲む）

記憶の欠如（アルコール停電）

アルコール耐性の増進
かくれて飲むようになる

アルコール依存の増大

飲まずにおれない切迫感
無口になる
弁解しながら飲む
絶えず自責の念にかられる

罪悪感（やましい心）
記憶欠陥の昂進
人が止めるときに止められない
態度が尊大になる
抑制しようとするができない
　場所を変える（職場，住まいなど）
　家族や友人に見はなされる
　理由のない恨み
　自信がなくなる
　アルコール耐性の弱化
　酒びたりになる
　（仕事を何日も休んで飲み続ける）
　考え方がおかしくなる
　理由のない不安
　飲むことばかり考える
　アリバイの理由がなくなる

約束が守れない
ほかのことに興味がなくなる
仕事，金銭面でトラブルを起こす
食欲がなくなる
肢体がふるえる，迎え酒をする
体が悪くなる（内臓疾患など）

道徳的堕落（悪いことも平気でする）
より低級な所で飲むようになる
何も手につかない
精神的なものへのぼんやりした望み

死んで楽になりたいができない
完全な敗北を認める

アルコールの入る量

決定期

慢性期

治療と飲酒

図8-2　アルコール依存症者

8章　予後と予防

悟りの道
　　以前よりレベルの高い生き方への
　　　　　　　　　　　道が開ける

忘れると振り出しへ戻る
ストレスに強くなる

グループセラピーと助け合いが続く
　　以前の理由付けがわかる
　　経済的に安定の緒につく

他の人にも信頼される

感情のコントロールがよくなる
　　現実を見つめる勇気が出る
　　親しい友人関係ができる
　　家族や友人にその努力が認められる
　　休息と睡眠が普通にできる
　　食事が普通に摂れるようになる
　　実際的なものの考え方
　　新しい生き方の可能なことを
　　　　　　　　　　　感知する

本当の価値を認識する
理想がよみがえる
新しい関心事ができる
社会の要請に順応できる
逃避の欲求がなくなる
自己評価の回復
グループセラピー
（ＡＡミーティング）

回復のプロセス

新たな希望
　　精神的に必要な事柄に
　　　　　　　ついて考える
　　自己の再検討を学ぶ
　　飲むのを止める
　　アルコール依存症は
　　病気であることを学ぶ

（医師の診察）
正しい考え方が始まる
正常にもどって幸福になった
仲間との出会い
立ち直れると聞かされる
本気で助けを求める
だんだんやる気になる

悪循環

の回復過程（AAより）

まず，年齢については，ある程度年齢をとって発症した患者のほうが予後が良い，性差については，男性のほうが女性よりも予後が良いことが明らかにされている。パーソナリティとしては，反社会的特性のある者は予後が悪く，強迫的，神経症的な者は予後が良いこと，入院回数も回数が多いほうが少ない者よりも当然，予後が悪いこと，また，家族のいる者，社会・経済的要因がめぐまれている者は予後が良いことが示されている。

このようなことから，女性患者と，単身でStraus (1946)[8]のいう社会的・経済的要因がめぐまれていない者（undersocialization）のが予後が悪いことがわかる。

女性のアルコール依存症に対する治療に関してはすでに6章で述べたように，個人心理療法を行うことが予後を良くしていくと思われる。一方，家なし，職なし，単身のアルコール依存症患者については，まず社会的・経済的要因の援助が必要であろう。小杉 (1982)[5]のいうように，共同住宅治療を行って生活指導，職業訓練を果たしていくことも重要であると思われる（→p.99 ケース❼）。

(3) 断酒のコツはあるか

断酒できるコツについては，何年も臨床経験を積んでも明確にはわからない。表7-1（p.61）に示したことをアルコール依存症患者

表8-4	断酒できるコツ

- (1) 表7-3に示す治療法のどれかを行うこと
- (2) 他者の前で断酒することを明言すること
- (3) 空腹時を多くつくらないこと
- (4) ストレスや怒りが生じる場面をなるべく避けること
- (5) 疲労しすぎることを行わないこと
- (6) 退院してすぐ仕事をするかどうかよく考えること
- (7) 飲酒への誘惑があれば断わること
- (8) 趣味や生きがいをみつけること

が一日も早く気づくことが，断酒のコツといえよう．また，日常生活で一日一日を大切にして断酒していくには，表8-4にあげる点がきっかけになると思われる．

2. アルコール依存症の予防

アルコール依存症の予防には，アルコール依存症となる原因を排除していく1次予防と，アルコール依存症の早期発見と早期治療の2次予防がある．

1次予防としては，表8-5に示す個人，集団（企業や家庭），社会の観点からの予防対策があげられる．

表8-5の安全な飲酒とは，塚田(1988)[10]によれば，

① ゆっくり時間をかけて飲む
② つまみなどをとって飲む
③ 1週間に1～2度は断酒すること

の3点であるという．

また，表8-5の集団的観点の中のアルコールに関する正しい健康教育とは，アルコール依存症は「生活習慣病」ととらえられること

表8-5 アルコール依存症の1次予防

個　人	集団（企業，家庭）	社　会
・安全な飲酒を守る ・飲酒について，大きな価値をおかない ・心の健康を維持する	・アルコールに関する正しい健康教育をする ・安全な飲酒についての啓蒙 ・酩酊に対する集団責任体制の確立 ・飲まない自由の保証 ・家庭や職場の精神衛生を保つ	・安全な飲酒についての啓蒙 ・酒類販売の制限 ・酩酊についての社会ルールをつくる ・飲酒の価値を引き下げる ・社会の安定 ・多様な娯楽の創出 ・市民の精神衛生の支援

から，アルコールのもつ嗜癖性を説き，脱水症状時や厳しい寒さのときにアルコールが効用があるなどといった誤解を改めること，などがあげられる。

さらに表8-5の社会的観点から，とかく，アルコール飲料の宣伝を禁止せよ，アルコール飲料に対して増税せよ，自動販売機などアルコール飲料の入手を制限せよといった規制の制定を叫ぶ傾向がある。しかし，資本主義の国家においては，アルコールに関する厳しい社会的規制を敷くことに現在のところ大きな抵抗や問題があると思われる。実際に歴史上，アルコール飲料に対する増税の結果，アル

表8-6　1次予防と2次予防の組織一覧

予防の種類	予防の目的	国（財務省・厚生労働省）	厚生労働省	都道府県（衛生部・民生部）	精神保健福祉センター	保健所	市町村	総合病院	精神科病院	専門病院
1次予防	アルコール依存症の発生予防	○	○	◎	◎	○	○			
2次予防	アルコール依存症の早期発見，早期治療	○		◎	◎	◎	○	○	○	○

◎：中心機関　　○：予防に関与している機関

コール依存症患者が減少したという事実は明らかにされていない。

しかし，今後は，アルコールや飲酒に関する正しい知識についての大衆教育プログラムの作成が具体的に進められる必要があると思われる。とくに飲酒運転を防ぐ教育，啓蒙が必要である。

表8-6は，わが国の1次予防と2次予防に関する機関・組織の一覧であるが，アメリカでは，従業員がアルコール依存症に陥らないために，企業において「従業員援助プログラム」（EAP: employee assistance program）が進められている。EAPの業務として，表8-7に示す内容があげられる。わが国では，おもに大企業において産業医や産業カウンセラーがこのような業務を行っているが，中小企業においてもアルコール依存症を予防するEAPの実施が望まれる。

また，定年退職者のアルコール依存症も増加している。図8-3は，

表8-7　EAPの業務（福田，1996）[2]

1. 知識を与えること
   1) 従業員に対する精神保健教育
   2) 管理者に対する教育
2. 相談を受けること
   3) 電話相談，手紙・ファクシミリによる相談
   4) 1対1の面接による相談
   5) グループをつくっての治療的かかわり
3. 介入すること
   6) 従業員に対する介入
   7) 医療機関や専門機関の紹介

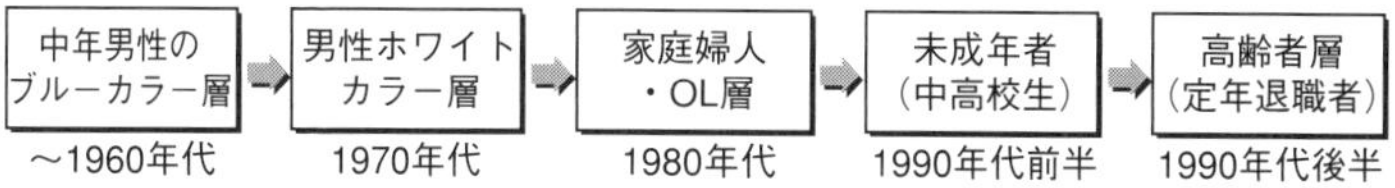

中年男性のブルーカラー層	男性ホワイトカラー層	家庭婦人・OL層	未成年者（中高校生）	高齢者層（定年退職者）
～1960年代	1970年代	1980年代	1990年代前半	1990年代後半

図8-3　多様化するアルコール依存症者像の変遷（白倉，2003）[7]

白倉（2003）[7]によるアルコール依存症の時代的変遷を示している．図8-3から，今後は，高齢者に対するアルコール依存症の1次予防と2次予防が重視されると思われる．

● 文　献

1) Gerard, D. L., Saenger, G. and Wile, R.: The abstinent alcoholic. Archives of Studies on Alcohol, 6, 1962.
2) 福田博文：EAPとインタベーション．榎本稔，安田美弥子編：テキストブック アルコール依存症．太陽出版, 1996.
3) 猪野亜朗：社会復帰．榎本稔，安田美弥子編：テキストブック アルコール依存症．太陽出版, 1996.
4) 垣田康秀：アルコール依存症の改善率と死亡率．斎藤学，柳田知司，島田一男編：アルコール依存症．有斐閣, 1979.
5) 小杉好弘：アルコール症の共同住宅治療．社会精神医学, 52, 1982.
6) 斎藤学：アルコール依存症の精神病理．金剛出版, 1985.
7) 白倉克之，樋口進，和田清：アルコール・薬物関連障害の診断・治療ガイドライン．じほう, 2003.
8) Straus, R.: Alcohol and the homeless man. Quarterly Journal of Studies Alcohol, 7, 1946.
9) 鈴木康夫：アルコール依存症の治療転帰．榎本稔，安田美弥子編：テキストブック アルコール依存症．太陽出版, 1996.
10) 塚田勝比古：アルコール症の予防．田中孝雄編：アルコール症．同朋舎, 1988.

アルコール依存症
ケース集

> ケース❶

酒豪家系に育ったA

【男性　67歳】

　父方の家系は昔から酒豪が多く，皆，1日1升は軽く飲める人たちだった。

　高校卒業後，Aは市内の造船関係の仕事に就き，仕事を終えて毎晩5合程度の晩酌を覚えた。25歳で結婚し，妻の実家とのトラブルが生じ，飲酒量が増えた。また，職場の宴会などにも多く出席し，1日2升程度は飲んでいた。35歳で離婚し，飲酒量も増え，連続飲酒が始まり，欠勤も多くなった。

　42歳時，職場の者による「アルコール依存症ではないか」という忠告から，最初に精神科病院に入院し，以後，辞職し，今日まで入退院をくり返す。

　Aの親戚をみていくと，アルコール依存症で入院した者も多く，生物学的にアルコールを多飲できる遺伝子をもつ者と思われる。

　Aは，55歳時に断酒会に入会し，断酒できる期間が増え，時々スリップはするものの，現在では断酒できる自信が生じている。

ケース❷ 理想の母親を求めたB

【男性　52歳】

　Bは，漁業の父親，それを手伝う母親のもとで，5人きょうだいの長男として生まれた。幼い頃より，両親に認められるように「よい子」としてふるまった。

　中学2年生時，家が経済的に行きづまり，Bは養子に出される寸前だった。このことがBの心を傷つけ，「自分は親から愛されていないのでは」と思うようになった。

　高校卒業後，大学進学を望んでいたが，経済的理由から進学を断念し，市内の工場に勤めた。工場では，才腕をふるい活躍した。

　21歳時，職場の憧れの女性と結婚する。その頃，職業上，客の接待機会が増え，飲酒量も増えた。また，ギャンブルにも手を出し，借金も生じた。46歳時，関白亭主に耐えかねた妻から離婚を申し立てられ，やむなく離婚となる。離婚後，ますます飲酒量は増え，欠勤も多くなり，47歳時，辞職する。

　親戚の者によって精神科病院へ連れてこられ，アルコール依存症と診断され，以後，今日まで数回入退院をくり返す。

　妻と再婚したい願いが強く，「自分は幼い頃より，愛してくれる母親を求めていた」と言う。

　現在は，断酒会へ入会し，断酒の決意を新たにしている。

ケース ❸

反社会的に生きていくC

【男性　41歳】

　Cは，幼い頃より，両親を知らない。乳児院などの施設で育ち，中学時より，万引き，恐喝で補導されたり，少年鑑別所に入所したりする。

　17歳時，誘われて暴力団に入る。その頃，飲酒を覚え，酒乱によるケンカも増える。

　30歳時，暴力団から足を洗って金融業を始め，結婚する。38歳時，経営に行きづまり，飲酒量が増え，妻に暴力をふるい始める。

　39歳時に精神科病院に最初に入院しアルコール依存症と診断されるが，断酒しようとしない。院内でも飲酒し，強制退院となる。

ケース ❹

わがままに育った公務員のD

【男性　45歳】

　Dは，上に2人の姉をもつ末っ子の長男で，幼い頃より母親から過保護に育てられる。父親は教師で厳格だったが，祖母もDを甘やかし，わがままになったという。

　成績が良く，大学を卒業後，父親のコネもあって町役場に就職し，25歳で母親によって紹介された女性と結婚する。

　仕事内容が単調でおもしろくないことから，毎晩，町ではでな飲酒や遊びにふけるようになった。母親や妻からそのことを注意されると，カッとなり暴力をふるった。日曜日などは朝から飲酒し，43歳時には，連続飲酒が生じる。

　家族によって精神科病院へ連れてこられ，アルコール依存症であることがわかる。

　こうなったのは母親のせいだとか妻のせいだ，などと言って外罰的であったが，内観療法を受けて断酒できるようになった。

ケース❺

結婚もせず酒が恋人というE

【男性　52歳】

　Eは，離島で漁業を営む父親と母親の長男として生まれる。性格はまじめで几帳面，徹底したところがあり，中学卒業後，父親の漁業を受け継いで仕事一筋に働いていた。

　16歳より飲酒を覚え，飲酒こそが彼の生きがいとなる。まわりの者から結婚の話があったが断わり続け，仕事と飲酒のみの生活だったという。

　45歳時，父親が病死し，48歳時，母親も病死する。以後，多量飲酒を始め，連続飲酒も生じる。両親の死後，自暴自棄となり，仕事も熱心ではなくなる。

　50歳時，町役場の福祉担当の者の紹介によって精神科病院へ入院となる。現在，断酒会にも入会し，断酒しなくてはいけない気持ちも生じている。

ケース❻

オレは男だと虚勢をはるF

【男性　48歳】

　Fは，会社役員の父親とおとなしい母親のもとで，5人きょうだいの長男として育った。幼い頃より，父親の偉大さをみせつけられて育った。

　両親は，彼に期待し，高校は進学校へ入学する。しかし，Fは，父親の期待に反抗してロックバンドを結成。高校を中退し，大阪へ行く。

　大阪でバンドで一旗揚げようとするがなかなかうまくいかなかった。その頃，女性と酒を覚えてはでな生活をしていた。両親はFへ仕送りしていたものの，Fが自立できないことを心配し続けていた。

　30歳時に挫折して帰郷した後，飲酒をくり返す。父親とたびたび口論し，家を出る。

　その後，土方などでその日暮らしの生活をしていたが，警察によって保護され，精神科病院へ入院となる。

　現在は，アルコール依存症であることを否認し，断酒する気持ちもないが，院内の患者たちと良い関係ができ，リーダー的にふるまっている。

ケース❼ ホームレス生活を好むG

【男性　51歳】

　Gは40歳まで会社を経営していたが，倒産し，生活苦に陥り，離婚した。その後，借金をかかえ逃亡し，他県に住みホームレスを始めた。

　飲酒は，若い頃からしており，ホームレス生活でも料亭などで余って捨てている清酒や焼酎を飲んでいた。

　酩酊して町を徘徊していたため，警察に保護され，精神科病院に入院となる。アルコール依存症と診断され，3カ月の入院生活を過ごし，生活保護の手続きを経て，退院する。

　アパート暮らしができるようになったものの，その後もホームレス生活に入る。

　再び，飲酒をくり返し，警察に保護され，入院となるが，断酒の意志やホームレスをやめる気持ちもなく，他患者との交流も少ない。しかし，料理の訓練や読書会などの作業療法には積極的に取り組んでいる。

ケース❽ 妻に依存しているH

【男性 55歳】

　Hは，3人きょうだいの末っ子として親から甘やかされて育った。高校卒業後，職業を転々とするが，おもに運転手の仕事をする。

　25歳時に保険外交員の妻と結婚し，2児をもうける。その頃，タクシーの運転手をしていたが，休みの日は，朝から飲酒していた。

　40歳のとき，振せんが生じ，精神科病院へ入院する。アルコール依存症と診断され，以後，仕事をやめ，十数年間，経済的にも心理的にも妻に依存し，妻もHの依存を受けいれていく。子どもも成長し，就職，結婚していくが，Hは入退院をくり返し，なかなか断酒できないままであった。

　Hが53歳時，妻ははじめて病院の家族会に参加し，Hの依存を受けいれたことを反省し，Hの主体性，自主性を尊重するようになる。Hも断酒する気持ちが生じ，断酒会へ入会した。

ケース ❾

青年期の混乱にいた I

【男子　21歳】

　Iは，女性的な父親，不安定な母親のもとで長男として生まれ，わがままに育つ。

　中学生時より，万引き，ケンカなどをくり返し，親や教師はその対応に悩む。高校に入学したものの，怠学や不純異性交遊などを示し2年生で中退する。

　18歳時，結婚をし，塗装の仕事をしていたが，飲酒を覚えて酒乱が生じる。19歳で離婚をし，借金や欠勤が多くなる。その頃，アルコールを多飲して，無銭飲食や酒場でのケンカが多くなる。

　警察保護され，精神科病院に入院し，アルコール依存症と診断される。病院では，集団心理療法と筆者との1年間にわたる個人心理療法を行う。

　個人心理療法においては，治療中，外泊や院内飲酒などの行動化や治療者への陰性感情転移などが生じたが，そのようなことが幼い頃からの母子関係のあり方と関連していることを洞察して，落ち着いていき，現在では，AAに入会して断酒し，仕事を探し始めるようになった。

ケース❿

老年期になって生きがいをなくしたJ

【男性　75歳】

　Jは，郵便局の職員であった。若い頃からまじめで几帳面，仕事一筋であり，家庭でも妻や子どもを大切にしていた。飲酒は，毎晩，清酒2合程度の晩酌をしていた。

　定年退職後，することがなくなり，趣味もないことから，朝から飲酒を始める。飲酒して妻が注意をしたところ，カッとなって暴力をふるい始め，遠方に住んでいた息子たちが来て母親を保護し，父親を精神科病院へ連れていく。

　アルコール依存症と診断され，病院での集団心理療法に参加するようになる。そこで定年退職後，生きがいをなくしたことが明らかにされ，今後，どのようにして生きがいを見つけていくかが課題となった。

　退院後，ボランティア活動や町内会の活動の勧誘もあり，とりあえず，現在ではそれらの活動に参加し始める。

　断酒はできており，妻からは以前のようなおおらかな人になったと報告を受ける。

ケース⓫

空の巣症候群になったK子

【女性　50歳】

　K子は，林業の父親と母親のもとで，6人きょうだいの長女として育つ。高校卒業後，県外でOLをしていたが，21歳のとき，両親のすすめで見合い結婚をして，2児をもうける。専業主婦として子どもの教育と家事に充実した日々を過ごす。夫は，おとなしい性格で地味なタイプである。

　45歳時，夫が単身赴任，長男が結婚，次男が就職をして，ひとり暮らしとなる。その頃，淋しさが生じてアルコールを覚える。最初は，気晴らし程度だったが，耐性が生じて多飲し始める。趣味もなく，近所とのつき合いも少ないことから，飲酒は激しくなる。

　時々，実家に戻る夫が，妻の様子を変に思って親戚の者と相談をする。家族が精神科病院へK子を連れていき，入院となる。アルコール依存症と診断され，集団心理療法では，今後の生き方が課題となる。

　その後，夫が単身赴任をやめて，実家に戻り，K子は断酒を決意するようになる。

ケース⓬

男性的なL子

【女性　45歳】

　L子は，母親のみで育てられる。両親はL子が幼い頃，離婚し，父親とは関わりがない。母親は男まさりで，土方をしてL子とその弟を育てる。

　L子は高校卒業後，県外でOLをしていたが，勝気で男まさりであることから女性の友人が少なく，むしろ男性の友人が多かった。その頃，飲酒を覚えて酒乱も生じる。ただし，性的関係はなく，恋愛経験もなかった。

　酒乱とブラックアウトが激しいことから，30歳のとき，精神科病院に入院する。アルコール依存症と診断され，以後，入退院をくり返す。

　退院しても，女性でありながら土方やトラックの運転手などをし，その間，飲酒をして酒乱も生じる。40歳時にAAに入会し，男性会員の多い中，リーダー的にふるまい，断酒を継続している。

ケース⓭

抗酒剤で断酒するM

【男性 48歳】

Mは,開業獣医である。25歳で開業し,仕事も家庭も順調であったが,毎夜,スナックなどで飲酒し続けて肝臓を患う。

内科に入院していてアルコール依存症と診断される。しかし,退院しても飲酒し続け,内科医より精神科病院を紹介される。

精神科病院に入院してアルコール依存症についての教育を受ける。退院後,抗酒剤を服用し始め,断酒できるようになる。

今年で3年間,抗酒剤によって断酒が維持されている。

资 料

資料1　久里浜式アルコール症スクリーニングテスト（KAST）

	最近6カ月の間に次のようなことがありましたか	回　答	点数
1	酒が原因で、大切な人（家族や友人）との人間関係にひびがはいったことがある。	ある ない	3.7 −1.1
2	せめて今日だけは酒を飲むまいと思っても、つい飲んでしまうことが多い。	あてはまる あてはまらない	3.2 −1.1
3	周囲の人（家族、友人、上役など）から大酒飲みと非難されたことがある。	ある ない	2.3 −0.8
4	適量でやめようと思っても、つい酔いつぶれるまで飲んでしまう。	あてはまる あてはまらない	2.2 −0.7
5	酒を飲んだ翌朝に、前夜のことをところどころ思い出せないことがしばしばある。	あてはまる あてはまらない	1.1 −0.7
6	休日には、ほとんどいつも朝から酒を飲む。	あてはまる あてはまらない	1.7 −0.4
7	二日酔いで仕事を休んだり、大事な約束を守らなかったりしたことがときどきある。	あてはまる あてはまらない	1.5 −0.5
8	糖尿病、肝臓病、または心臓病と診断されたり、その治療を受けたことがある。	ある ない	0.2 −0.2
9	酒がきれたときに、汗が出たり、手がふるえたり、いらいらや不眠など苦しいことがある。	ある ない	0.8 −0.2
10	商売や仕事上の必要で飲む。	よくある ときどきある めったにない・ない	0.7 0 −0.2
11	酒を飲まないと寝つけないことが多い。	あてはまる あてはまらない	0.7 −0.1
12	ほとんど毎日3合以上の晩しゃくを（ウィスキーなら1/4本以上、ビールなら大ビン3本以上）している。	あてはまる あてはまらない	0.6 −0.1
13	酒の上の失敗で警察のやっかいになったことがある。	ある ない	0.5 0
14	酔うといつも怒りっぽくなる。	あてはまる あてはまらない	0.1 0

総合点	判定（グループ名）
2点以上	きわめて問題多い　（重篤問題飲酒群）
0〜1点	問題あり　　　　　（問題飲酒群）
−5〜0点	まあまあ正常　　　（問題飲酒予備群）
−5点以下	まったく正常　　　（正常飲酒群）

| 資料2 | 中年期の危機状態尺度（長尾，1990） |

■中年期の危機状態項目尺度（男性用）

尺度項目	項目内容
死の不安	・私は自分の死や配偶者の死について考える ・寿命の予測に合わせて将来の計画をたてるようになった ・私が死んだら、家族や親せきがどのようにふるまうかを想像する ・私は、自分の死や配偶者の死に不安を感じる ・私には自己破壊的なところがあるために、私の人生は死に向かってつき進んでいる気がする ・人生の半分が過ぎた今、過去から現在までの自分を整理する ・この先、自分はどのようにして死ぬのだろうかということを想像する
時間的展望の欠如	・夜中に目がさめた時、過ぎた日のことを考える ・ひまな時、昔のことを思い浮かべて自分をふり返る ・10年後のことを考えると非常におもしろくない気がする ・どうしても過去のことが気になってなかなか前向きに生きれない ・昔を振り返りながら、今の自分と昔の自分を結びつけていく
将来の絶望	・これからも自分の今までの生き方を貫きたい* ・将来のことを考えると自分のできることが少なくて淋しいイメージが浮かぶ ・年齢的にもう間に合わないことが多いと感じる
疲労感	・ちょっとした仕事をしただけでも疲れを感じる ・私は、若い世代の育成と指導に関心をもっている* ・仕事をすると疲れてしまう ・もう若い頃のような体力がないような感じがする
今までの生き方の回顧	・過去のことは気にとめず、今のことを考えている* ・昔のことを考えてももう過ぎたことだから、将来のことだけを考えている*
若い世代に対する劣等感	・まだ若い者には、体力でも仕事のうえでも負けないという気持ちと負けるのではないかという不安もある ・子ども（若い者）の意見を聞くとまだ子どもだなと思う反面、私の考えにも自信がもてなくなる ・今までやってきたこと（生きてきたこと）に自信がないために、若い者に教えてやることが少ない ・何でもものごとをはじめるのがおっくうだ
身体が老化していく不安	・長い階段でも苦にせず登ることができる* ・同世代の人と比べて体力の衰えを感じる ・その日のうちにすべきことを翌日まで延ばすことがある
生殖性の欠如	・今、私が突然死んだらやり残したことが多くて悔いが強く残るだろう* ・自分の指導や助言で若い者が育っていくのをみると喜びを感じる* ・子ども（若い者）に私の若い頃の体験談を話して、彼らの成長に役立てたい*

*逆転項目を示す

評定法	よくある	時々ある	ほとんどない	全くない
	4点	3点	2点	1点

■中年期の危機状態項目尺度（女性用）

尺度項目	項目内容
身体が老化 していく不安	・ちょっとした家事（仕事）をしただけでも疲れを感じる ・家事（仕事）をすると疲れきってしまう ・もう若い頃のような体力がないような感じがする ・異性意識が低下している感じがする ・何でもものごとを始めるのがおっくうだ ・同世代の人と比べて体力の衰えを感じる
死の不安	・夜中に目がさめた時、過ぎた日のことを考える ・私が死んだら、家族や親せきがどのようにふるまうかを想像する ・私は、自分の死や配偶者の死に不安を感じる ・夫にさきだたれる（亡くなる）ことを思うと辛い気持ちになる ・昔をふり返りながら、今の自分と昔の自分を結びつけていく ・この先、自分はどのようにして死ぬのだろうかということを想像する
今までの 生き方の後悔	・今までの人生が私の理想どおりではなかったので、もうひと花さかせたい ・どうしても過去のことが気になってなかなか前向きに生きれない ・今までの生活や人生に満足しているのでこれからもこの道を歩くだろう* ・将来のことを考えると自分のできることが少なくて淋しいイメージが浮かぶ ・夫との生活ばかりに追われては私の本当の幸せは見つからないのでこれからは仕事や趣味を見つけたい ・年齢的にもう間に合わないことが多いと感じる ・私の今までの生き方は、本当の自分の生き方ではないので、これから本当の自分の生き方を見つけたい
自立すること の不安	・ひまなとき、昔のことを思い浮かべて自分をふり返る ・私の親が亡くなることを考えると耐えきれない気持ちになる ・子どものことが片づいたら私の本当の生き方を見つけるだろう ・今、私が突然死んだらやり残したことが多くて強く悔いが残る
過去の執着と 分離不安	・過去のことは気にとめず、今のことを考えている* ・子どもが結婚したり、就職しても子どもは私を気持ちのうえで見離さないだろう* ・自分の親は永遠にこの世にいるという想像をする ・昔のことを考えてももう過ぎたことだから、将来のことだけを考えている*
時間不信	・待たされるととてもイライラする ・私には自己破壊的なところがあるために、私の人生は死に向かってつき進んでいる気がする
新しい生き方 の模索	・自分の能力を十分に発揮していないと思うので、これからは仕事や趣味で能力を発揮したい ・私の人生は、今までできすぎ（理想通り）と思うので、これからは地道にやっていきたい*

*逆転項目を示す

評定法	よくある	時々ある	ほとんどない	全くない
	4点	3点	2点	1点

| 資料3 | 断酒のための自助グループ |

全国各地に断酒のための自助グループがある。以下の本部に連絡して、もよりの支部に問い合わせて相談をすることを勧めたい。

■**断酒会**
　全日本断酒連盟
　東京都豊島区目白4-19－28　Tel：03-3953-0921

■**(AA日本ゼネラルサービスオフィス) AA J.S.O**
　東京都豊島区池袋4-17-10　土屋ビル4F　Tel：03-3590-5377

索　引

事項索引

AA ····3, 4, 44, 45, 62, 64, 66, 67, 70, 71, 72, 73, 74, 75, 76, 81, 83, 85, 101, 104
Al-Anon ····················45, 72
ARP ·······················64, 77
EAP ··························89
FACES ·····················21, 22
MMPI ······················24, 25
Y-G性格テスト ·················24

【ア】行

アダルトチルドレン ···············43
甘えの精神病理 ··················26
アラティーン ···················72
アラノン ····················45, 72
アルコール依存症候群 ········4, 11, 12
アルコール家族 ··················43
アルコール嗜癖 ····················3
アルコール精神病 ········34, 37, 54
アルコール夫婦 ··················45
アルコールモノマニー ···········3, 4
アルコホリズム ·················3, 4
安全な飲酒 ··················13, 87
1次予防 ···············87, 88, 89, 90
インテーク面接 ··················63
ウェルニッケ脳炎(症) ·········35, 37

【カ】行

解釈 ···························67
回復過程 ················81, 83, 85
学習説 ·························19

家族介入 ·······················68
家族システム ···················67
家族力動 ·······················43
家族療法 ················46, 65, 67
渇酒症 ·························12
合併症 ·························75
合併身体 ·······················54
渇望 ························11, 12
空の巣 ················55, 56, 103
感情転移 ·····················101
逆転移 ····················65, 67
境界性パーソナリティ障害 ····25, 52
境界例 ·························51
きょうだいの布置 ···············27
グループセラピー ···············85
ケアのネットワーク ··············74
系統的脱感作 ················69, 70
嫌悪療法 ····················64, 69
抗酒剤 ·······64, 65, 69, 75, 76, 77, 105
行動療法 ··········64, 65, 69, 75, 77
個人心理療法 ···51, 65, 66, 67, 86, 101
誇大自己 ····················23, 24
固着 ························25, 26
コルサコフ精神病 ··············35, 37

【サ】行

自我強度 ····················19, 20
自我同一性 ················20, 51, 69
自我の強さ ·····················20
自我の弱さ ·····················19

社会的側面	26, 28, 34, 35, 37, 72
集団心理療法	64, 65, 66, 101, 102, 103
女性役割	55
身体依存	14, 15
身体合併症	34, 36
心理療法	64, 65, 75, 76
生殖家族	43, 63
精神依存	14, 15
性同一性	23
青年期	52
青年期群	51
性役割同一性	57
節酒	11, 12, 38, 61
摂食障害	34, 43, 51, 56
躁うつ病	34

【タ】行

対応チャート	74, 75
断酒会	3, 4, 45, 47, 62, 64, 66, 67, 70, 71, 72, 73, 74, 75, 76, 81, 82, 83, 93, 94, 97, 100
断酒できるコツ	86
単身	86
中年期	52
中年期群	51
中年期の危機	51, 52, 110, 111
定位家族	22, 63
転移感情	67
てんかん発作	33, 34

統合失調症	21, 34
どん底	38, 83

【ナ】行

内観療法	62, 65, 68, 69, 96
2次予防	87, 88, 89, 90

【ハ】行

バイオフィードバック	69, 70
反社会性パーソナリティ障害	25
反社会的特性	23, 86
否認	12, 24, 33, 34, 35, 46, 62, 69, 75, 76, 98
ブラックアウト	44, 66, 104
防衛機制	23, 24, 33
ホスピタリズム	70

【ヤ】行

予後	81, 83, 86
予防	87

【ラ】行

ラベリング理論	28
理想化された母親イメージ	22
離脱症状	11, 12, 14, 33, 34, 66
リビドー	25, 26
連続飲酒	11, 12, 66, 93, 96, 97
老年期	54, 56
老年期群	51

人名索引

Anstie, F. ································13	Zimberg, S. ·····························54
Beckman, L. J. ·················55, 57	Zucker, R. A. ·························21
Berry, J. C. ····························21	
Blum, E. M. ·······················25, 26	**【ア】行**
Bowen, M. ······························67	猪野亜朗 ································82
Cloninger, C. R. ······················51	今道裕之 ································33
Edwards, G. ·················3, 4, 11, 19	榎本稔 ···················21, 43, 45, 46, 47
Esquirol, J. E. D. ·····················3, 4	
Freud, S. ·······························20	**【カ】行**
Gerand, D. L. ·························83	垣田康秀 ································83
Goodwin, D. W. ·················19, 55	加藤伸勝 ································13
Huss, M. ·······························3, 4	義侠 ······································3
Jackson, J. K. ·····················43, 46	小杉好弘 ···························27, 86
James, J. E. ····························43	小宮山徳太郎 ···························13
Jellinek, E. M. ·····················3, 4, 26	
Jones, M. C. ····························21	**【サ】行**
Kessel, N. ······························23	斎藤学 ·····14, 23, 24, 26, 61, 68, 81, 83
Knight, R.P. ····························23	重盛憲司 ································66
Lobins, L. N. ···························28	清水新二 ·····························5, 26
MacDonald, D. E. ····················43	白倉克之 ···························89, 90
McCord, W. ····························21	鈴木健二 ···························51, 52
Menninger, K.A. ·······················23	鈴木康夫 ···················37, 38, 69, 82
Olson, D. H. ·······················21, 22	
Orford, J. ·······························43	**【タ】行**
Robins, L. N. ···························21	高木敏 ··································36
Rund, D. A. ····························23	竹元隆洋 ···························35, 36
Straus, R. ······························86	田所作太郎 ····························15
Vaillant, G. E. ··························19	田中孝雄 ···························23, 72
Voegtlin, W. ····························63	塚田勝比古 ····························87
Whalen, T. ·························43, 45	
Wiseman, J. ·······················43, 44	**【ナ】行**
Woodruff, R.A. ·························23	長尾博 ····22, 24, 25, 26, 27, 51, 55, 57

【ハ】行

比嘉千賀 ・・・・・・・・・・・・・・・・・・・・・・55, 56
福田博文 ・・・・・・・・・・・・・・・・・・・・・・・・・・89
堀井茂男 ・・・・・・・・・・・・・・・・・・・・・・・・・・54

【マ】行

前田重治 ・・・・・・・・・・・・・・・・・・・・・・・・・・20
村瀬孝雄 ・・・・・・・・・・・・・・・・・・・・・・・・・・69

【ヤ】行

安田美弥子 ・・・・・・・・・・・・・・・・・・・・・・・・43
柳田公佑 ・・・・・・・・・・・・・・・・・・・・・・75, 76
山田宏美 ・・・・・・・・・・・・・・・・・・・・・・・・・・38
横山顕 ・・・・・・・・・・・・・・・・・・・・・・・・35, 37
吉本伊信 ・・・・・・・・・・・・・・・・・・・・・・・・・・68

おわりに

　一般に精神科医は，他の精神疾患の者に比べてアルコール依存症患者に対して，その関わりを避けがちである。その理由は，アルコール依存症患者が示す謙虚さのなさや妙に馴れ馴れしく関わってくる甘えに対して抵抗があるからだと思われる。しかし，長年，アルコール依存症患者と関わっていくと，ウソを言ったり，見栄をはる面もあるが，彼らのもついわゆる「人のよさ」がわかってくる。その意味でアルコール依存症患者は，戦後，わが国において生じた「物の豊かさこそ最大の価値である」という命題の犠牲者かもしれない。

　しかし，現在のわが国においては，経済事情は芳しくなく，おそらく今後も好景気は生じないだろうという状況となってきた。アルコール依存症患者のうち，仕事を探すものの仕事がみつからない者も増えてきた。このような状況のなかで，私たちは，今後，ほどほどに満足していくこと，つまり，「知足」を学習していかなくてはならないと思われる。アルコール依存症患者も今後は，人生をほどほどに満足して生きていかなくてはならないだろう。

　この「知足」を学ぶ中で最も大切なのは，自己をコントロールする力，節度をもつ力であろう。しかし，残念ながら，現代では，自己をコントロールすることができない者が増えている。中年期のアルコール依存，ニコチン依存，青年期女子の摂食障害，青年期の薬物依存は，これに当てはまる。また，若い親がわが子に攻撃性を示す「児童虐待」や青年期の者がよく「切れる」といった行動も結局は，自己をコントロールする力が欠けているからだともとらえられる。

アルコール依存症患者が断酒可能になっていくためには，自己をコントロールする力こそが必要である。この点を心がけて，私どもは今後，彼らに支援をしていかなければならない。と同時に社会ももう少し「節操」があるように変化していかなくてはならないと思う。精神分析の創始者Freudが，「快楽原則」を越えて「現実原則へ」と強調したことは，現代こそ重要ではないかと思われる。とくに，これからの現実は，以前ほど物（アルコール）は豊かではなくなり，また物によって快楽を得ることはできなくなることを知るべきであろう。

　本書を刊行するにあたり，三和中央病院理事長　塚崎寛氏，および，院長　塚崎稔先生に御協力をいただいた。臨床心理士の出田昭弘氏，森和弘氏にもお世話になった。また，星和書店の岡部浩氏に御協力いただき心より感謝申し上げます。

　　　　　　　　　　　　　　　　　　　　　　　長尾　　博

著者略歴

長尾　博（ながお・ひろし）

1976年、九州大学教育学部卒業。九州大学院教育学研究科修士課程，博士課程を経て，1984年九州大学教育学部助手。現在，活水女子大学文学部教授（医学博士）

主な著書

『現代臨床心理学講座』（ナカニシヤ出版）
『図表で学ぶ精神保健』（培風館）
『やさしく学ぶカウンセリング』（金子書房）
『改訂 学校カウンセリング』（ナカニシヤ出版）

図表で学ぶアルコール依存症

2005年2月25日　初版第1刷発行
2010年2月24日　初版第2刷発行

著　者	長尾　　博
発行者	石澤雄司
発行所	株式会社 星和書店

東京都杉並区上高井戸1－2－5　〒168-0074
電話　03(3329)0031（営業）／03(3329)0033（編集）
FAX　03(5374)7186

©2005　星和書店　　　Printed in Japan　　　ISBN978-4-7911-0564-9

［改訂版］酒をやめたい人のために
アルコール依存症からの回復

児玉正孝、米田栄之　著

四六判
256p
1,922円

酒害についての手紙
アルコール依存症とその回復

米田栄之　著

四六判
288p
2,000円

リカバリー
アダルトチルドレン・ガイド

グラヴィッツ、ボーデン　著
大越崇　訳

四六判
280p
1,845円

アダルトチャイルド物語
機能不全家庭で育ち成人した子供たちへ

大越崇　著

四六判
304p
2,000円

誌上アル中教室
アルコール依存症回復のための講義録

森岡洋　著

B6判
352p
2,330円

発行：星和書店　　http://www.seiwa-pb.co.jp　　価格は本体(税別)です

飲んで死にますか やめて生きますか
アルコール依存症の「正体」を追跡

三輪修太郎 著

四六判
332p
1,900円

麻薬と覚せい剤
薬物乱用のいろいろ

田所作太郎 著

A5判
232p
2,400円

依存性薬物と乱用・依存・中毒
時代の狭間を見つめて

和田清 著

A5判
182p
1,900円

ACの臨床
トラウマと嗜癖

中山道規、佐野信也 編著

A5判
192p
2,900円

アルコール依存症
その心の癒しと回復

米田栄之 著

四六判
248p
2,300円

発行：星和書店　http://www.seiwa-pb.co.jp　価格は本体（税別）です

大原健士郎選集① **神経質性格、その正常と異常** 〈森田療法入門〉	大原健士郎 著	四六判 256p 2,300円
大原健士郎選集② **あるがままに生きる**	大原健士郎 著	四六判 288p 2,300円
大原健士郎選集③ **とらわれる生き方、あるがままの生き方**	大原健士郎 著	四六判 248p 2,300円
不安の病	伊豫雅臣 著	四六判 208p 1,500円
怖れを手放す アティテューディナル・ヒーリング 入門ワークショップ	水島広子 著	四六判 256p 1,700円
続・怖れを手放す アティテューディナル・ヒーリング入門ワークショップ ＜ボランティア・トレーニング編＞	水島広子 著	四六判 256p 1,800円
DVD版 アティテューディナル・ヒーリング入門ワークショップ 怖れを手放す	ファシリテーター： 水島広子	DVD3枚組 7時間3分 6,800円

発行：星和書店　　http://www.seiwa-pb.co.jp　　価格は本体(税別)です